U0288861

# 二十四节气养生药膳

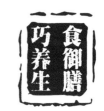
食御膳 巧养生

主　编　聂　宏　马　野

副主编　李宝珠　侯　成　庄瑞雪　夏　涛　孙洪生

编　者　张庆瑞　李　苑　任宇坤　范世文　夏凯雨

　　　　赵明靖　丁克尧　姜雨微　姜晓光

视频制片人　马　野

视频编导　侯　成　庄瑞雪　夏　涛

视频拍摄　孙国威　付　尧　康彦松　袁　磊

图片绘制　刘佳明　孙维伯

西安交通大学出版社
XI'AN JIAOTONG UNIVERSITY PRESS

**图书在版编目(CIP)数据**

二十四节气养生药膳/聂宏,马野主编. —西安:西
安交通大学出版社,2018.1
ISBN 978-7-5693-0291-2

Ⅰ.①二… Ⅱ.①聂… ②马… Ⅲ.①食物养生-
药膳 Ⅳ.①R247.1 ②TS972.161

中国版本图书馆 CIP 数据核字(2017)第 300429 号

| | | |
|---|---|---|
| **书　　名** | 二十四节气养生药膳 | |
| **主　　编** | 聂　宏　马　野 | |
| **责任编辑** | 杨　花 | |

| | |
|---|---|
| **出版发行** | 西安交通大学出版社 |
| | (西安市兴庆南路 10 号　邮政编码 710049) |
| **网　　址** | http://www.xjtupress.com |
| **电　　话** | (029)82668357　(029)82667874(发行中心) |
| | (029)82668315(总编办) |
| **传　　真** | (029)82668280 |
| **印　　刷** | 西安明瑞印务有限公司 |

| | |
|---|---|
| **开　　本** | 787mm×1092mm　1/16　　**印张**　14.5　　**字数**　201 千字 |
| **版次印次** | 2018 年 11 月第 1 版　　2018 年 11 月第 1 次印刷 |
| **书　　号** | ISBN 978-7-5693-0291-2 |
| **定　　价** | 59.00 元 |

读者购书、书店添货,如发现印装质量问题,请与本社发行中心联系、调换。
订购热线:(029)82665248　(029)82665249
投稿热线:(029)82668803　(029)82668804
读者信箱:med_xjup@163.com

# 前　言

　　自然界一年四季有"春温、夏热、秋凉、冬寒"的气候变化。这些变化直接影响着人体的生理功能和病理变化。中国古代医学家在漫长的生活实践中逐步体会到，养生须顺应"春生、夏长、秋收、冬藏"的自然规律，并总结出"春夏养阳、秋冬养阴"的养疗原则。《黄帝内经》中有"用温远温，用热远热，用凉远凉，用寒远寒"的说法，即服食温性、热性的食物，应该避免在温暖炎热的春夏季节，食用凉性、寒性的食物，不宜在秋冬寒冷之季。因为春夏之季，阳气生长发泄，故当养护阳气，以防耗散太过，阴随阳泄。秋冬之季，收藏之令，阴精不宜外泄，故当养阴育阴，阴生则阳长，维持人体阴阳之气的平衡协调。

　　本书按照节气的先后顺序简单介绍节气养生要点，并根据二十四节气的气候特点、当季所产食材选择药膳食谱。本书每个节气设计两道菜谱，共48道菜。每道菜谱介绍食材原料及用量、做法，并配以关键步骤的操作图片，最后介绍这道药膳的养生功效及相关趣味轶事，兼具色、香、味、意、形，让读者在享受烹饪过程、满足食欲的同时，了解药膳中的美食文化，不但吃的美味，而且吃的健康。

本书视频部分由黑龙江广播电视台龙视健康制作团队完成。团队邀请黑龙江中医药大学教授、知名营养药膳专家聂宏，国宴大师李宝珠两位业界权威，强强联合，共同打造五分钟精品视频板块——《宠膳坊》。本书中 48 道药膳的做法视频均选自《宠膳坊》系列。读者扫描二维码可观看学习。

# 目　录

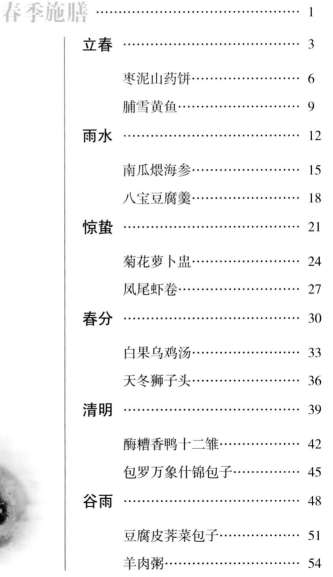

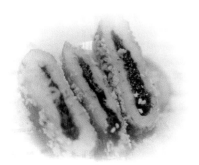

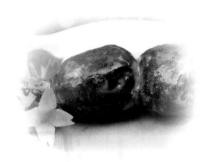

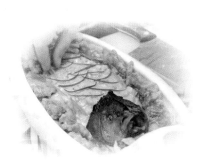

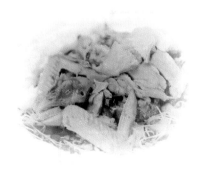

# 春季施膳

《素问·四气调神大论》中记载："春三月，此谓发陈，天地俱生，万物以荣。"春季天气回暖，冰雪融化，阳气回升，万物生机勃发。人体的阳气也应顺应自然，向上升发。春季养生也应遵守春令之气生发舒畅的特点，饮食顺应阴退阳长，注重调动体内阳气，有耗伤阳气及阻碍阳气的情况皆应避免。春季多风，而风又为六淫之首，《黄帝内经》中说"风者，百病之长也"。春季养生，既要助长人体自身阳气，又要注意避免受到风邪侵袭。

 ## 食养原则

- 春季食养应助长阳气：需食用温补肾阳的食物。
- 减酸益甘，宜多食甜而少食酸：春季多吃酸味食品，虽能加强肝的功能，但会使本来就偏旺的肝气更旺盛，进而伤害脾胃。
- 多食用能补充津液的食物：因风为阳邪，其性开泻，可使人腠理疏松，迫使人体津液外出，造成口干、皮肤粗糙、干咳、咽痛，故宜食用梨、蜂蜜、苹果等食物。
- 多食用有助于疏肝养气的绿色时蔬：因机体在寒冷的冬季，脏腑的功能活动一直处较低水平，脾脏的运化功能尚未达到最佳状态，故饮食宜清淡。
- 忌食黏硬、生冷、肥甘厚味的食物：如狗肉、荞麦、炒花生、炒瓜子等，以减轻脾胃压力。

 ## 宜食食物

春季除了宜吃一年四季均可服食的清淡滋补食品之外，还宜食下列食物。

● 香椿头：为春季香椿的嫩叶，属时令蔬菜，可清热解毒、健胃理气。民间常作凉拌菜，或炒鸡蛋食用。但香椿头为大发食品，有宿疾者勿食。

● 韭菜：韭菜以其比较升发而被称为"菜中的壮阳药"，加之其含较多的纤维素，因此成为春季佳菜。韭菜可补肾温阳、疏调肝气、散瘀活血。清代食医王士雄在《随息居饮食谱》中也说："韭以肥嫩为胜，春初早韭尤佳"。

● 枸杞芽：为春季时令野生佳蔬，能补虚益精、清肝明目，是高血压、高脂血症患者及肝阳偏旺、头晕目眩、目赤红肿等患者的最佳食品。凉拌或煮汤均可。

● 荠菜：为春季时令蔬菜，于初春采其嫩苗食用。荠菜古称"护生草"，民谚有云："三月三，荠菜当灵丹"，有明目、养胃、利肝、止血的作用。荠菜尤其适于患有各种出血性疾病的患者，如肺出血、尿血、子宫出血、鼻出血、视网膜出血，以及小儿麻疹、急慢性肾病、乳糜尿患者。春季常食荠菜，更加适宜。

● 春笋：即竹笋，产于春季者，以鲜采鲜食为优。春笋也是春天的升发之菜蔬，中医认为春笋味甘、微苦，性寒，能化痰下气、清热除烦、通利二便。《本草纲目拾遗》称其"利九窍，通血脉，化痰涎，消食胀"，尤独善于清化热痰。

● 豌豆苗：又被称为豌豆尖、龙须菜、龙须苗，是蔬菜豌豆的幼嫩茎叶、嫩梢，其对高血压和糖尿病有一定的防治作用。《植物名实图考长编》还说："豌豆苗作蔬极美，固始有患疬者，每摘食之，以为能去湿解毒，试之良验。"

● 茼蒿：有清醒头脑、降压补脑、养血润肠的作用。故常吃茼蒿对记忆力减退、血压偏高、贫血、骨折和习惯性便秘之人多有裨益。

● 山药：味甘补脾，春季宜食之。

其他味甘而又能健脾之物，如扁豆、干豇豆、番薯、大枣、芡实等，春三月皆宜服食。此外，春季还宜吃荸荠、藕、金针菜、萝卜、百合、平菇、黑木耳、银耳、芋头、莲子以及西洋参、决明子、白菊花等。

# 立 春

【宋】朱淑贞

停杯不饮待春来，和气先春动六街。

生菜乍挑宜卷饼，罗幡旋剪称联钗。

休论残腊千重恨，管入新年百事谐。

从此对花并对景，尽拘风月入诗怀。

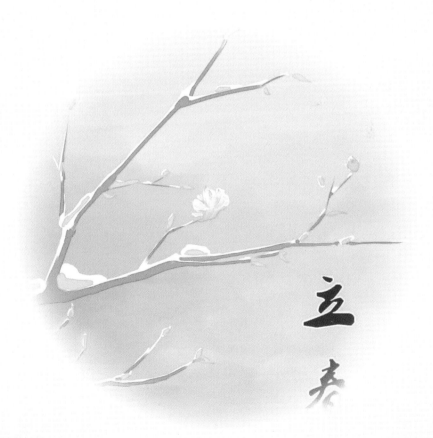

立春

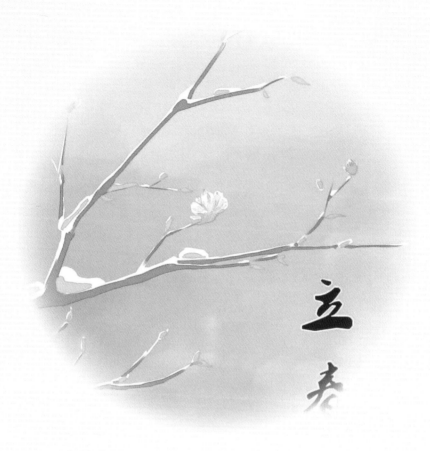

立春

气候特点 立春，为二十四节气的第一个节气。太阳位于黄经315°。寓意春季的开始，时间通常在公历2月3日或4日。立是开始的意思，春即春天，立春就是指春天的开始。古代历法将立春分为『三候』：一候东风解冻；二候蜇虫始振；三候鱼陟负冰。意思是说立春后，东风送暖，大地开始解冻；立春五日后，蜇居的虫类慢慢苏醒；再过五日，河里的冰开始融化，鱼开始到水面上游动，此时水面上还有没完全融解的碎冰片，如同被鱼负着一般浮在水面。

# 立春冬将尽，严防倒春寒
## ——立春话食疗

**饮食习俗**　立春亦称"打春"。立春的饮食文化历史悠久。人们在立春这一天要吃一些春季的新鲜蔬菜，即俗称的"咬春"。立春还有吃春饼、春卷，喝春酒，嚼萝卜的习俗。唐朝《四时宝镜》中有"立春，食芦、春饼、生菜，号'菜盘'"的记载。据载，宋朝宫廷的"芥菜迎春饼"是"翠缕红丝，金鸡玉燕，备极精巧，每盆值万钱"。明清时期，春卷为宫廷糕点，在清朝满汉全席中是九道点心之一。

**饮食养生**　立春后，自然界气温渐升，阳气始发。人体阳气也开始升发，饮食应遵从《黄帝内经》里"春夏养阳"的原则。中医认为"春气通肝，肝主春令"，故立春养生重在养肝。立春后应注意保持情绪稳定，使肝气顺畅，与其他脏腑协调平衡。饮食上适当多吃些温补阳气的食物，如韭菜、葱、蒜、蘑菇、鸡肉、牛肉、枣、牛奶、蜂蜜、香菜。此外，有目的地选择一些柔肝、养肝、疏肝理气的药食，如枸杞子、丹参、山药、百合、银耳、佛手。不宜食酸性、收敛之味，因为酸味入肝，具有收敛的特点，不利于阳气的升发和肝气的疏泄，因此立春应少吃酸性食物，少喝酸梅汁、橙汁、柠檬汁等酸性饮料。

 专家提醒

立春节气正处在冷暖气流交汇时期，天气忽冷忽热，变化无常。此时流感、肺炎、哮喘以及高血压患者易突发中风、心绞痛或心肌梗死等疾病。体质虚弱者和免疫力低下的人，要预防春寒病的发生，不要骤减衣物，以缓慢调整身体的阴阳平衡。

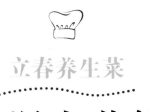

# 枣泥山药饼

食疗功效

健脾养胃，美容养颜

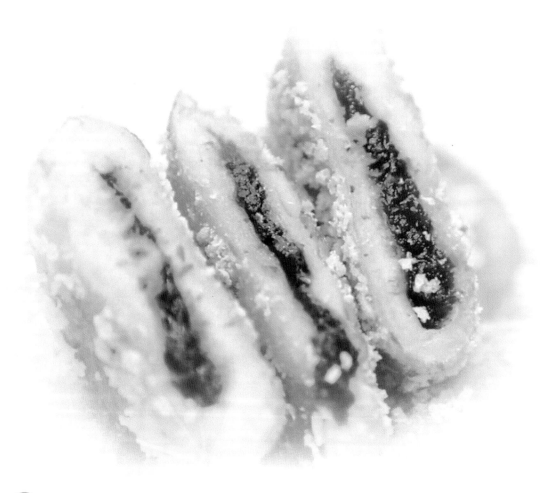

## 做　法

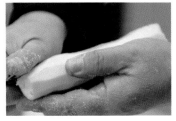

❶去皮：山药洗净后去皮。（山药去皮时避免黏液接触皮肤）

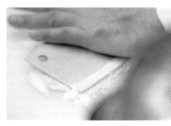

❷压泥：山药蒸 20 分钟后趁热压成泥状。

### 食材原料

红枣 200 克，山药 500 克，白糖 15 克，面粉、奶粉各 50 克，豆油 1000 克，面包糠 40 克。

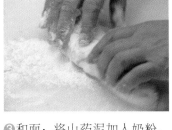

❸和面：将山药泥加入奶粉、白糖、面粉和成皮面。（加入面粉避免山药泥过于黏稠，使馅和皮更易融合）

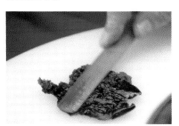

❹做馅：将红枣洗净，入锅蒸熟后，碾压去皮、核，炒至凝固即可。

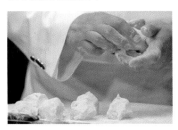

❺揪块：将皮面揪成 30 克的小块，然后压成饼状。

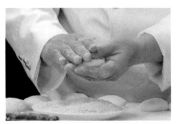

❻包馅：包上枣泥，表面沾上面包糠。

### 做法视频

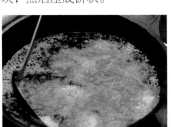

❼油炸：放入 160℃的油锅中炸成金黄色即可。

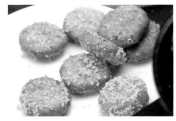

❽摆盘：漂浮时出锅装盘。

红枣健脾养胃，益气生津，养血安神；山药健脾胃，补肝肾。《神农本草经》记载："山药味甘温，补虚羸，除寒邪气；补中，益气力，长肌肉；久服耳目聪明"。《本草纲目》将山药的功用概括为五方面：益肾气，健脾胃，止泻痢，化痰涎，润皮毛。大枣和山药，二者配伍，兼具健脾、和胃、益气、生津、养血、固肾的功效，加之二者药性平和，营养丰富，容易消化。枣泥山药饼可作为慢性脾胃虚弱、营养不良者的滋补品。

## 专家点评

山药性平味甘，入肺、脾、肾经，能够健脾、补肺、固肾、益精。现代研究认为，山药含有丰富的糖类，蛋白质，钙、磷、铁等矿物质，胡萝卜素及多种维生素，还含有薯蓣皂苷元、多巴胺、山药碱、多酚氧化酶、尿囊素及具有降血糖作用的山药多糖。山药多糖具有良好的免疫调节作用，促进肠道内容物排空，调节机体对非特异刺激反应性作用。湿盛中满或有实邪、积滞，便秘者不宜食用。

## 趣闻轶事

这道养生糕点出自《红楼梦》第十一回。书中写到：出身寒门的秦可卿嫁入贾府之后，好强的心性和环境的压力，让她的身体日渐衰弱。为了帮助秦可卿恢复身体，贾母专门派人送去"枣泥山药糕"。秦可卿正在病中，王熙凤前去探望。秦可卿说："昨日老太太赏的那枣泥馅的山药糕，我倒吃了两块，倒像克化得动似的。"凤姐儿答道："明日再给你送来。"枣泥山药糕是福建南平传统的汉族糕点小吃，易于消化，味道清甜。对于体弱多病的秦可卿而言，是适宜的滋补佳品。

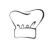

立春养生菜

# 脯雪黄鱼

食疗功效

安神定志，补肾填精

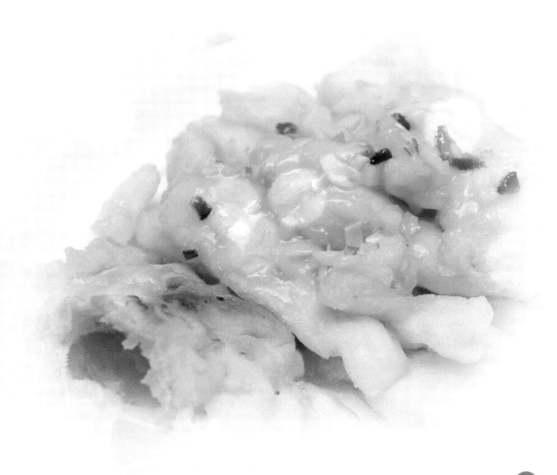

大黄鱼600克，火腿、青椒、冬笋、豌豆各15克，海参（水浸）50克，银耳（干）10克，鸡蛋2个，淀粉（蚕豆）20克，猪油（炼制）50克，豆油25克，小葱5克，姜5克，大蒜（白皮）5克，料酒15克，白醋25克，食盐5克，胡椒粉5克，面粉、味精、番茄酱适量。

做法视频

# 做法

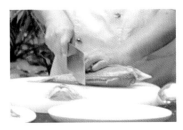

❶改刀：大黄鱼宰杀收拾干净，抹干水分，切下头尾，片下中段两侧肉，撕去鱼皮。刀根劈开鱼头脑骨，收在盘内。（鱼头斩透）

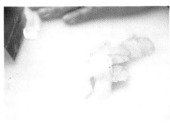

❷片鱼、腌渍：鱼肉切4厘米长段，再切1厘米厚、3厘米宽的片，加食盐、料酒、胡椒粉、味精腌渍入味。

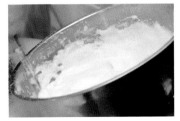

❸做蛋泡糊：把蛋清打成雪花状的泡沫，加入干淀粉和少许面粉以及调味品，用筷子搅拌均匀。

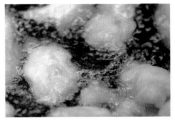

❹下锅：锅内加猪油，待油烧至四成热时，将鱼肉蘸好蛋泡糊，入油锅炸熟捞出。

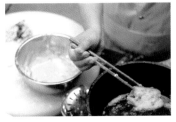

❺调黄糊、下锅：用一个鸡蛋黄，加适量干淀粉调成黄糊。鱼头挂上黄糊，下油锅炸至变色后捞出放在鱼盘一头。

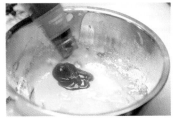

❻调红糊、下锅：将多余的蛋泡糊，加少许番茄酱搅拌成红糊，将鱼尾拖入红糊下油锅炸，炸好后，捞出放在鱼盘另一头。

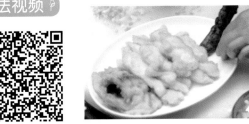

❼摆盘：把炸好的鱼片码在头、尾中间，呈黄头、红尾、白身。

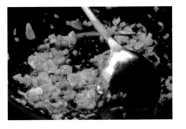

❽炒汁：将配料切丁，锅内加少许猪油，放入葱、姜、蒜丝和配料煸炒，调味后加水勾芡，将炒好的汁淋浇在鱼全身即可。

　　黄鱼具有健脾开胃，安神止痢，益气填精的功效；青椒能增进食欲，帮助消化，促进肠蠕动，防治便秘；海参具有滋阴补肾，壮阳益精，养心润燥，补血，治溃疡等作用；银耳、冬笋通利肠胃。本药膳具有滋补强身，安神定志，补肾填精之功。本药膳适宜健康及亚健康人群春季调养，可预防癌症、强壮体质、提高免疫功能；也适宜疲劳综合征、病后体虚等患者食用。

专家点评

　　黄鱼含有丰富的蛋白质、矿物质和维生素，对贫血、体质虚弱、失眠、头晕、食欲不振及妇女产后体虚有良好疗效；黄鱼含有丰富的微量元素硒，能清除人体代谢产生的自由基，延缓衰老。

趣闻轶事

　　脯雪黄鱼，头黄如龙首，尾红如彩凤，身白如瑞雪，松软鲜嫩，咸鲜适口。相传此款菜肴为乾隆点制。乾隆皇帝性喜游玩，一次竟千里运石，拆门置宝，亲赐御书。太后知道此事后，怕乾隆皇帝玩物丧志，荒于朝政，便严加训斥。乾隆为了消除母亲心头之气，特意准备了一桌丰盛的宴席，还亲自设计了一道"脯雪黄鱼"来孝敬太后，取意"卧冰求鲤"的典故，以尽母子之情，这样一来，太后的气也就消了。此道菜也成了一道宫廷名菜。

# 春夜喜雨

【唐】杜甫

好雨知时节，当春乃发生。
随风潜入夜，润物细无声。
野径云俱黑，江船火独明。
晓看红湿处，花重锦官城。

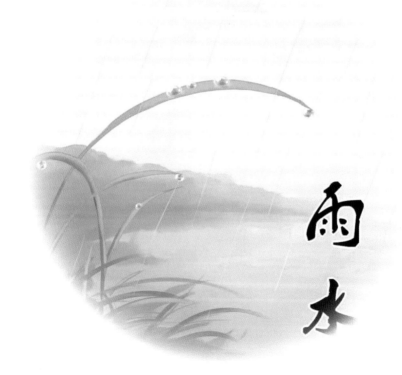

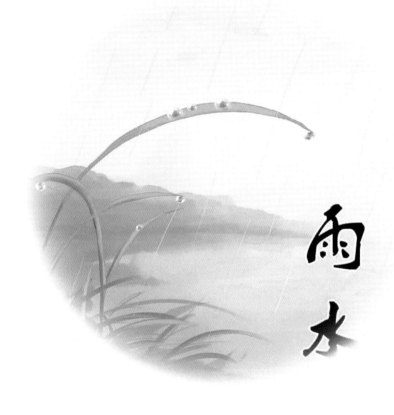

雨水

气的第二个节气。太阳位于黄经
330°。时间通常为2月18日或19日。

雨水，有两层含义，一是天气回暖，
降水量日益增多；二是在降水形式
上，雪渐渐消失，雨量则会慢慢增多。

古代历法将雨水分为『三候』：一候
獭祭鱼；二候鸿雁来；三候草木萌
动。此节气后，水獭开始捕鱼了，将
鱼摆在岸边如同先祭后食的样子；
大雁开始从南方飞回北方；在『润物
细无声』的春雨中，草木随地中阳气
的上腾而开始抽出嫩芽。

# 雨水送肥忙，谨慎避风寒
## ——雨水话食疗

**饮食习俗** 雨水习俗是女婿去给岳父、岳母送节。送节的礼品中有"罐罐肉"：用砂锅炖了猪脚、雪山大豆和海带，再用红纸、红绳封了罐口。这是对辛辛苦苦将女儿养育成人的岳父、岳母表示感谢和敬意。在雨水节气的最后几天，有个重要的民俗节——中和节。每年"二月二、龙抬头"之后，皇帝都要率百官到先农坛祭祀先农神并亲自耕田，留下"皇娘送饭，御驾亲耕"的典故。二月二，我国民间有剪头发、祭祀、敬文昌神、吃面条、炸油糕、爆玉米花、吃猪头肉、吃春饼、吃焖子、吃蝎豆等习俗。这一天在饮食上普遍把食品名称加上"龙"的头衔，如吃水饺叫吃"龙耳"；吃春饼叫吃"龙鳞"；吃面条叫吃"龙须"；吃米饭叫吃"龙子"；吃馄饨叫吃"龙眼"。这些习俗寄托了人们祈龙赐福，保佑风调雨顺、五谷丰登的愿望。

**饮食养生** 雨水节气之后，随着降雨有所增多，寒湿之邪最易困脾，同时湿邪留恋难以去除，故雨水前后应着重养护脾脏。中医理论认为，脾胃为"后天之本""气血生化之源"，脾胃的强弱是决定人之寿夭的重要因素。药王孙思邈在《千金方》中说："春七十二日，省酸增甘，以养脾气。"春季肝旺之时，要少食酸性食物，否则肝火更旺，伤及脾胃。雨水节气中，地湿之气渐升，早晨时有露、霜出现，饮食养生应侧重于调养脾胃、祛风除湿。雨水时节气候转暖、风多物燥，常会出现皮肤、口舌干燥，嘴唇干裂等现象。故应多吃新鲜蔬菜、水果，少食油腻之物，以免助阳外泄。

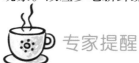 专家提醒

雨水时节，民间有"反了春，冻断筋"的说法，风寒和风湿是这个节气的主要病邪，要特别注意养护脾胃，预防感冒。此季节过敏性疾病多发，如过敏性哮喘。因此过敏性体质的人要避免接触过敏原，在饮食上避免进食能诱发哮喘的食物，如鱼、虾。雨水时节，人体血液循环系统开始处于旺盛时期，易患高血压、女性月经失调、痔疮出血等疾病，饮食上忌食羊肉、狗肉，不得生食葱、蒜，花生宜煮不宜炒。

## 雨水养生菜

# 南瓜煨海参

补肾助阳，益精养血

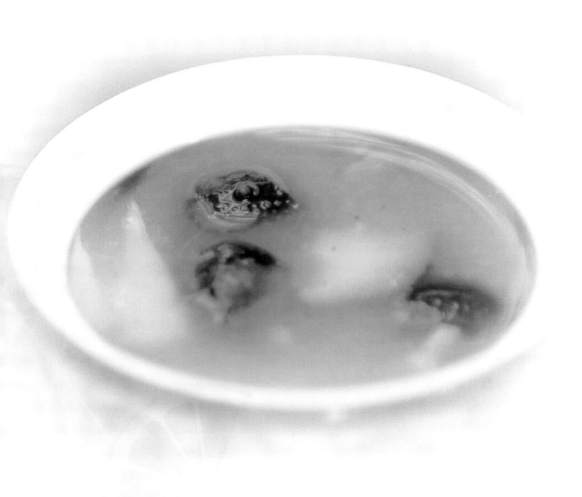

# 做 法

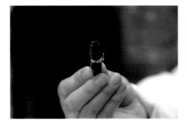

❶泡发海参。（干制海参泡发 3 天即可食用）

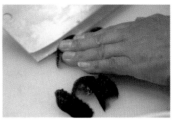

❷改刀：干海参泡发后切片。（选择爪足长、刺圆润的海参）

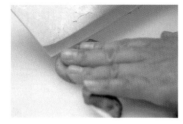

❸香菇切片。

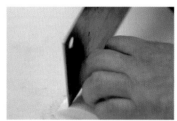

❹冬笋切块。

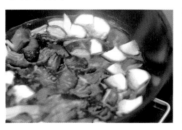

❺焯水：将切好的海参、香菇、冬笋入锅焯水，加入料酒、食盐调味。

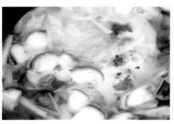

❻入锅：锅中加入鸡汤，将焯好的食材倒入鸡汤中，加料酒、食盐、味精和少许白糖调味。

## 做法视频

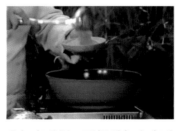

❼加南瓜泥：开锅后加入南瓜泥，加胡椒粉和淀粉调味。

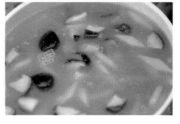

❽出锅：大火煮 5~6 分钟即可出锅。

海参补肾，益精髓，壮阳疗痿；南瓜含有丰富的胡萝卜素，还含有磷、钾、钙、镁、锌、硅等微量元素，是养肝的佳品；香菇具有高蛋白、低脂肪的特点，含有多糖、多种氨基酸和多种维生素；冬笋含有丰富的粗纤维，能促进肠道蠕动，可促进大便排出和加速胆固醇的代谢，有防治便秘和预防结肠癌的作用。本药膳适宜健康与亚健康人群用作补阳药膳食用，也可用于春季滋补之方，可防治性功能减退、精神萎靡、体弱乏力、肠燥便秘等病症。

海参为药食两用之品。古人认为其性温补，形似人参，故名海参。海参具有良好的提高机体免疫功能和学习记忆能力的作用。现代药理研究发现，海参毒素是羟甾烷衍生物的配糖体，能抑制肿瘤细胞的生长与转移、抑制多种真菌，对中风的痉挛性麻痹亦有疗效。

海参距今已有六亿多年的历史，同人参、燕窝齐名，是世界八大珍品之一。早在古代，海参就已经深受人们喜爱。秦朝时期，渔民进贡海参为长生不老药，秦始皇服用后龙颜大悦。后来海参作为贡品进入皇宫。海参不仅是珍贵的食品，也是名贵的药材。据《本草纲目拾遗》中记载："海参，味甘咸，补肾，益精髓，摄小便，壮阳疗痿，其性温补，足敌人参，故名海参。"这款"南瓜煨海参"源自清代的《随园食单》，可作为虚劳羸弱、气血不足、病后产后体虚者的滋补佳品。

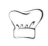

## 雨水养生菜

# 八宝豆腐羹

益气补虚，瘦身美容

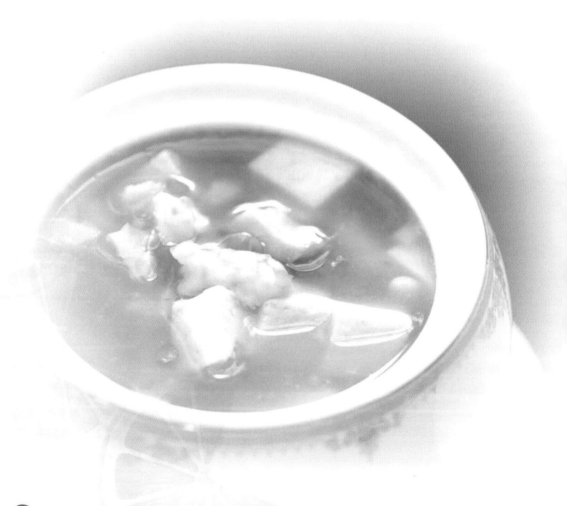

## 做 法

**食材原料**

嫩豆腐250克，虾仁、鸡肉、火腿、莼菜、香菇、瓜子仁、松子仁各40克，香葱、味精、酱油、食盐、浓鸡汤、豆油、淀粉、胡椒粉等各适量。

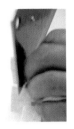

❶嫩豆腐切丁。

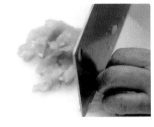

❷虾仁、鸡肉切丁。

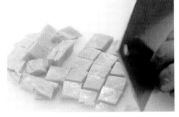

❸火腿切丁。

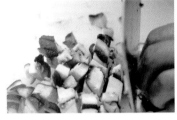

❹香菇切丁。

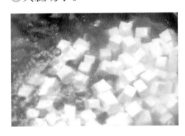

❺焯水：豆腐丁焯水后装盘备用。（更好地保存完整性）

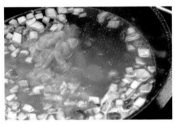

❻焯水：将火腿丁、虾仁丁、香菇丁、鸡肉丁等食材焯水，捞出。

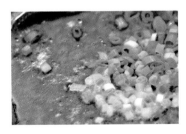

❼入锅：香葱炝锅后，倒入焯好的食材翻炒后加入松子仁、瓜子仁，加料酒、酱油、鸡汤调味。

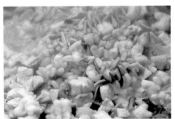

❽出锅：加入莼菜、豆腐，调味后炖至开锅，勾芡出锅即可。

做法视频

豆腐为寒凉性食材，含有多种矿物质，是日常减肥瘦身的佳品；虾仁含有虾青素，能够抗氧化，增强人体抵抗力；鸡肉脂肪含量少，适用于调理身体；香菇能够促进人体新陈代谢，提高人体免疫力；莼菜清热解毒，杀菌；瓜子仁、松子仁健脑益智，润肠通便。本药膳具有补虚益气的功效，对于久病体弱者、需要减肥瘦身及美容养颜者是非常好的保健菜。

## 专家点评

莼菜自古被视为珍贵蔬菜，口感肥美滑嫩，营养丰富，深得人们喜爱。莼菜味甘、性寒，入肝、脾经；具有清热、利水、消肿、解毒的功效。现代研究发现，莼菜的黏液含有多种营养物质，有较好的清热解毒作用。莼菜中含有丰富的锌，为植物中的"锌王"，是小儿最佳的益智健体食品之一。

## 趣闻轶事

八宝豆腐羹是《随园食单》记载的 326 道菜谱中唯一一道由康熙皇帝所御赐千金之方。据史料记载，康熙十分喜食质地软嫩、口味鲜美的菜肴。清宫御厨便经常用鸡、鸭、鱼、肉去骨制成菜肴，满足康熙皇帝的要求。有一次，御膳房取用优质黄豆做成的嫩豆腐，加肉末、香菇末、蘑菇末、松仁末等八种优质原料，用鸡汤烩煮成羹状。康熙品尝后，感到豆腐绝嫩，口味鲜美异常，极为满意，赐名为"八宝豆腐"，将它列为自己心爱的御膳和宫廷宝菜。还请宫廷中著名文人，将"八宝豆腐"的用料及烹调方法，写成御膳方，并多次将它作为比金银财宝还贵重的礼物，赐予喜爱的大臣。

# 观田家

## 【唐】韦应物

微雨众卉新，一雷惊蛰始。

田家几日闲，耕种从此起。

丁壮俱在野，场圃亦就理。

归来景常晏，饮犊西涧水。

饥劬不自苦，膏泽且为喜。

仓禀无宿储，徭役犹未已。

方惭不耕者，禄食出闾里。

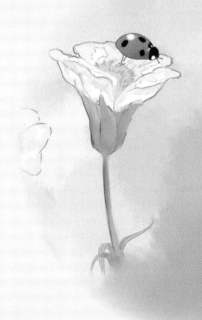

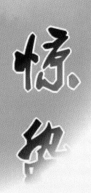

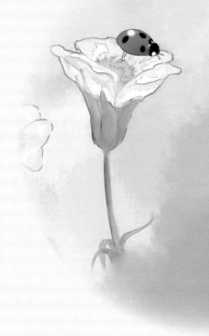
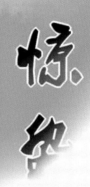

惊蛰

惊蛰，古称『启蛰』，是二十四节气中的第三个节气，标志着仲春时节的开始。

太阳位于黄经345。。时间通常为每年的3月5日或6日。这时气温回升较快。所以『惊蛰』的含义是指天气回暖，春雷始鸣，惊醒了蛰伏于地下冬眠的动物，万物复苏。

古代历法将惊蛰分为『三候』：一候桃始华；二候仓庚（黄鹂）鸣；三候鹰化为鸠。描述已是进入仲春，桃花红、梨花白、黄莺鸣叫、燕飞来的时节。惊蛰前后各地天气已开始转暖，雨水渐多。

# 一雷惊蛰始，防疫莫轻心
## ——惊蛰话食疗

**饮食习俗**　民间素有惊蛰吃梨的习俗，意为与害虫别离。山东的一些地区，农民在惊蛰日要在庭院之中生火炉烙煎饼，意为烟熏火燎烧死了害虫。在陕西一些地区过惊蛰要吃炒豆。人们将黄豆用盐水浸泡后放在锅中爆炒，发出噼啪之声，象征虫子在锅中受热煎熬时的蹦跳之声。还有些地方的居民在惊蛰节气要喝醪酒、吃鸡蛋煎饼拌芥末汁，以驱除身体积存的寒气。

**饮食养生**　惊蛰时节，人体的肝阳之气渐升，阴血相对不足，养生应顺应阳气的升发、万物始生的特点。多吃能升发阳气的食物，如韭菜、香菜、荠菜等。饮食以保阴潜阳、清淡饮食、适当进补为原则。进补以"春夏养阳"为原则，春天肝气旺易伤脾，故惊蛰季节要少吃酸味食物及燥烈辛辣之品，多用甘味食材以养脾。

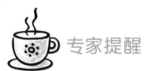 专家提醒

　　惊蛰是肝病的好发季节。流感、流脑、水痘、带状疱疹等在这一节气都易流行爆发，因此要预防此类疾病。花粉症是由植物花粉引起的过敏性疾病，也易在春季发生。因此，在鲜花绽开、花粉飘香的季节，有过敏体质的人应尽量少外出，外出时要戴口罩、墨镜等，以减少接触花粉的机会。由于这时天气变化无常，忽冷忽热，常会导致冠心病患者病情加重，本节气也是心肌梗死的发病高发期，应特别注意保健。

## 惊蛰养生菜

# 菊花萝卜盅

食疗功效

滋补清肺，健脾化痰

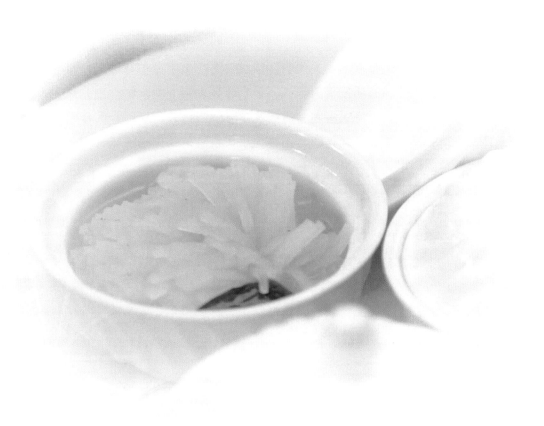

## 做 法

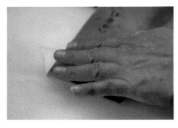

❶去皮：白萝卜洗净后，切成段，去掉萝卜皮。

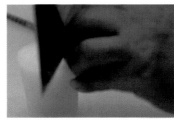

❷改刀：将萝卜段切成菊花形，先切片，再换方向切丝。

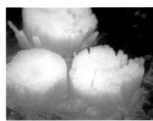

❸焯水：干银耳泡发后焯水。

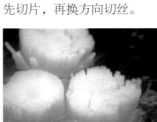

❹入锅：锅内放入葱姜和花椒，放入切好的菊花萝卜，炖制15分钟。

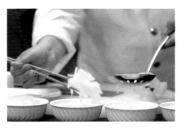

❺烧汤：鸭汤中放入陈皮，加食盐、料酒、胡椒粉、鸡精、味精调味。（以广陈皮入汤口感最佳）

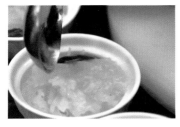

❻入盅：将焯过的银耳放入炖盅，再放入菊花萝卜。

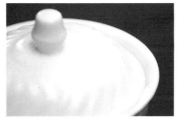

❼加汤：加入调好味的鸭汤。

❽蒸制：入锅蒸半小时，即可食用。

食材原料

白萝卜500克，银耳50克，陈皮5克，食盐、味精、胡椒粉、鸭汤、料酒、鸡精、葱姜适量，花椒10粒。

做法视频

银耳味甘、淡，性平、无毒，既有补脾开胃的功效，又有益气清肠，滋阴润肺的作用；白萝卜具有促进消化，增强食欲，加快胃肠蠕动和止咳化痰的作用；陈皮味苦辛而性温，气香质燥，具有理气和中消胀，燥湿健脾化痰之功，善治脾胃不和，胀满呕吐之证。三者合用滋阴润燥，健脾化痰，是较好的清补佳品。

专家点评

白萝卜味辛、甘，性凉，入肺、胃经，《本草纲目》称之为"蔬中最有利者"。现代研究认为，白萝卜含芥子油、淀粉酶和粗纤维，为食疗佳品。

趣闻轶事

据德龄《御香缥缈录》记，慈禧太后非常喜欢菊花，后宫的御花园和颐和园中，各种名贵的菊花就有三四千盆。她不仅对菊花极尽欣赏，而且嗜好"喝菊"和"吃菊"。她习惯将杭菊混在茶叶里饮用，或做在菜里食用。慈禧太后尤其爱吃厚瓣白菊花的小元宝饺子。菊花萝卜盅是慈禧非常喜欢吃的一道菜，菜里没有菊花，而是把萝卜做成菊花的形状来改善慈禧太后的慢性疲劳，脾胃不和之证。

## 惊蛰养生菜

### 凤尾虾卷

补肾壮阳，滋阴熄风

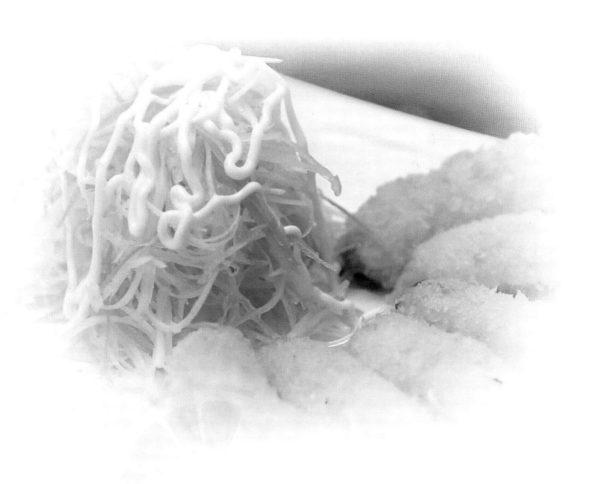

## 食材原料

青虾10只，胡萝卜、白菜、葱白、生姜、香菜各10克，鸡蛋2个，面包糠30克，面粉、食盐、味精、料酒、香油、胡椒粉、沙拉酱适量。

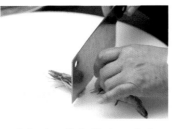

❶去虾头：将虾洗净，去皮、去头，保留尾部。（虾头容易受到污染，重金属含量超标）

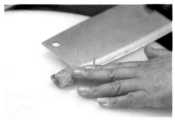

❷去虾线：将虾从虾背片开，取出虾线。

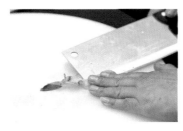

❸改刀：左右各片一刀后再用刀斩成虾排。

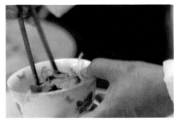

❹调味：将葱白、生姜切成细丝，香菜切段，然后用盐、味精、料酒、香油调味。

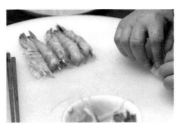

❺包馅：用虾排包裹上调味后的葱丝、姜丝、香菜段形成虾卷。

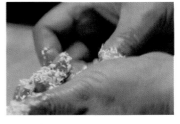

❻沾料：将卷好的虾卷沾上面粉，再沾鸡蛋、面包糠。

## 做法视频

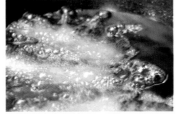

❼油炸：放入油锅内炸成金黄色出锅即可。

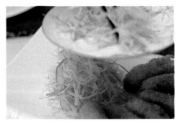

❽摆盘：白菜丝和胡萝卜丝加食盐、味精、胡椒粉调味，淋上沙拉酱即可。

虾有补肾壮阳之功，能增强人体的抵抗力，促进阳气生发。白菜丝、胡萝卜丝、虾卷是男士增加活力，补肾壮阳的佳品；也是女士美容养颜，抗衰老的菜肴。

## 专家点评

青虾是经济价值很高的淡水虾类之一。虾肉味道鲜美，营养丰富，蛋白质含量高，并含有丰富的维生素 E 和碘、钙，吃虾对抗衰老和防缺钙有积极作用。镁对心脏活动具有重要的调节作用，虾中含有丰富的镁，经常食用可以弥补体内镁的不足。虾中含有的牛磺酸能够降低人体血压和胆固醇，在预防代谢综合征方面有一定疗效。阴虚火旺和疮肿及皮肤病患者忌食。

## 趣闻轶事

凤尾虾属淮扬菜中的金陵菜，为金陵四小名菜之一。相传是师傅让小学徒剥虾。小学徒习惯地先去了虾头、虾皮，因为突然有事离去，就留下一堆只剩尾壳的虾肉。师傅正要用料，也没仔细看，就下锅滑油想做成半成品的虾仁入菜，结果虾进锅后，虾肉的洁白，虾尾的一点红，红白相间甚是难看。于是师傅将所有带尾壳的虾上浆滑油，将虾装盘，再配上高汤、盐、黄酒等料勾的乳白芡汁，色泽润白，缀上虾尾点点明红，宛如娇艳的凤凰尾巴，十分夺目。于是定名为凤尾虾，一时名声大震，成为金陵名菜。

# 癸丑春分后雪

【宋】苏轼

雪入春分省见稀，半开桃李不胜威。

应惭落地梅花识，却作漫天柳絮飞。

不分东君专节物，故将新巧发阴机。

从今造物尤难料，更暖须留御腊衣。

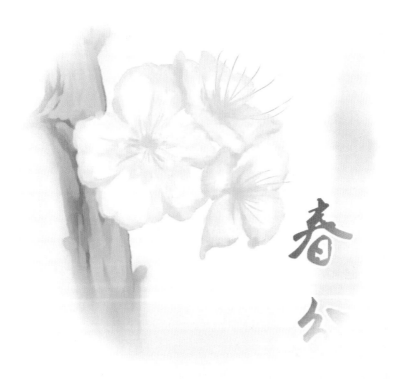

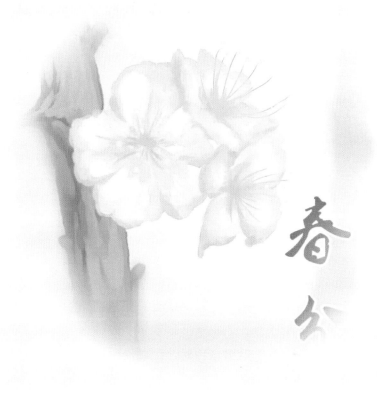

春分

　春分是春季九十天的中分点，是二十四节气的第四个节气。太阳位于黄经0。。时间通常为每年3月20日或21日。『分』是『半』的意思，这一天昼夜相等。

春分节气后，气候温和，雨水增多，阳光明媚，我国大部分地区越冬作物进入春季旺盛生长期。古代历法将春分分为『三候』：一候元鸟至；二候雷乃发声；三候始电。是说春分日后，燕子便从南方飞来了，下雨时天空便要打雷并发出闪电。

# 昼夜阴阳平，饮食宜平和
## ——春分话食疗

**饮食习俗**　春分的民间习俗有"竖鸡蛋，吃春菜"。在每年的春分这天，世界各地有数以千万计的人在做"中国民俗竖鸡蛋"。"春菜"是一种野苋菜，乡人称之为"春碧蒿"。春分这一天农民都按习俗放假，每家都要吃汤圆，而且还要煮好十多个不包馅的汤圆，用细竹叉扦着置于室外田边地坎，名曰粘雀子嘴，免得雀子来破坏庄稼。

**饮食养生**　春分节气正好昼夜平分，阴阳各半。此时的节气特点是阴阳平衡，故养生也要顺应此时的节气特点，要讲求"平和"，以和为贵，以平为期。春分的调养，应注意合理调整饮食结构，补虚、泻实，协调阴阳平衡。膳食总的原则是忌大热、大寒的饮食，保持寒热均衡。可根据每个人的体质情况选择搭配饮食，如吃寒性食物鱼、虾佐以温热散寒的葱、姜、酒等，食用韭菜、香葱等助阳之物时，配以滋阴的蛋类，以达阴阳平衡的目的。

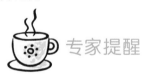 专家提醒

春分时节阳气升发，大地上的生物也都活跃起来，而且各种细菌、病毒在这一时节繁殖很快。鼻炎、流感、肺炎、麻疹等是这一时节的高发疾病，所以要及时预防。春分时节最大的特点是多风干燥，很多人常被咽喉疼痛、口臭、便秘等上火症状困扰。因此应适当多吃点养阴润燥的食物，如蜂蜜、香蕉、百合、甘蔗。

# 白果乌鸡汤

食疗功效

补益脾肾，固精止遗
除湿止带，涩肠止泻

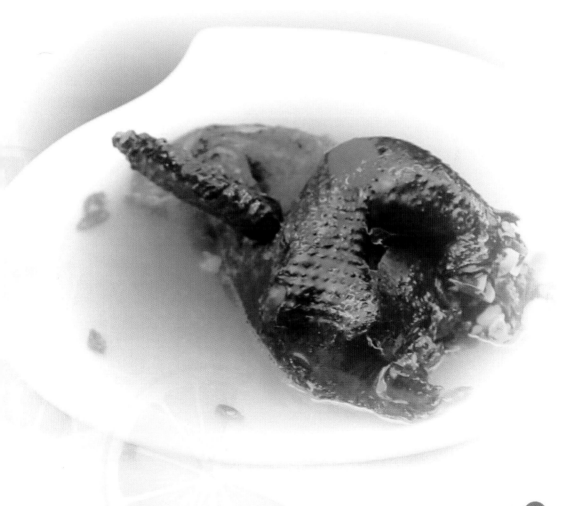

乌骨鸡1只
（约1000克），
白果15克，
莲子肉15克，
薏苡仁15克，
白扁豆15克，
怀山药15克，
胡椒粉、味
精、食盐、
料酒、葱白、
生姜各适量。

## 做 法

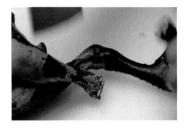

❶去鸡爪：先将乌鸡宰杀，去毛及内脏洗净后，剁去鸡爪。

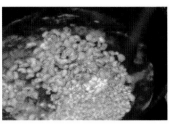

❷焯水：将白果、白扁豆、莲子肉、薏苡仁、怀山药放入锅中焯熟。

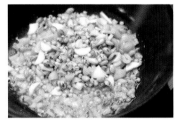

❸炒配料：用葱、姜炝锅，将焯好的食材放入锅中翻炒，加料酒、食盐、味精调味。

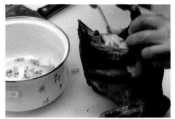

❹装配料：将炒好的食材装入乌鸡腹部。

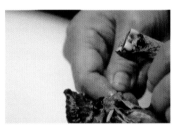

❺固定：用竹签固定封口。

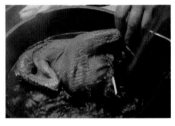

❻焯水：乌鸡放入锅中焯水半小时。（去掉乌鸡肉质上的腥味）

## 做法视频

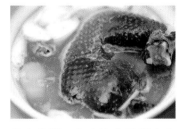

❼入砂锅：乌鸡放入砂锅中大火烧开，加入食盐、味精、胡椒粉、料酒调味。

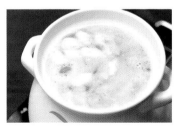

❽炖制：大火烧开转小火炖至两小时即可。

白果善主收涩，为平痰喘，止带浊之要药，莲子肉与白果同用则大增其益肾气，固精关，敛肺金，降痰涎之功效；薏苡仁为脾虚湿困，食少泄泻之要药；白扁豆疏脾开胃，化清降浊，又可渗湿止泻；山药为健脾益肺，填精固肾之佳品，与上述四药配伍则益脾气以生津液，补肾涩精以强阴，共奏补中益气，滋肺补肾，固涩下元之功。本药膳适用于脾肾两虚或脾虚有湿所致的白带多，遗精滑泄，腰膝酸软，尿频遗尿，纳少便溏，倦怠乏力等证。

**专家点评**

白果含有蛋白质、氨基酸、脂肪、胡萝卜素、B族维生素、钙、磷、铁等成分。现代医学研究，白果具有通畅血管、改善大脑功能、延缓老年人大脑衰老、增强记忆能力、治疗老年痴呆症和脑供血不足等功效。白果能抑制结核杆菌的生长，对多种类型的葡萄球菌、链球菌、白喉杆菌、炭疽杆菌、枯草杆菌、大肠杆菌、伤寒杆菌等亦有不同程度的抑制作用。本膳有良好的调补作用，以补虚固涩为著。凡属带下色黄而臭，湿热带下者，或外邪未清，实邪内停者，均不宜服用。

**趣闻轶事**

白果乌鸡汤是川菜里一道极具特色的名菜。相传二三百年以前，四川青城山一位年高的道长久病不愈，日益消瘦。当地山上有一棵银杏树已有500多年的历史，所结白果大而结实。一位道士取该树所结的白果，同乌鸡一起炖汤，给生病的道长食用，道长食后不久身体便恢复了健康。从此，白果乌鸡汤便闻名于整个四川地区，成为一款特色名菜。

春分养生菜

# 天冬狮子头

养阴清热，滋补肺肾
润燥滑肠，益胃健脑

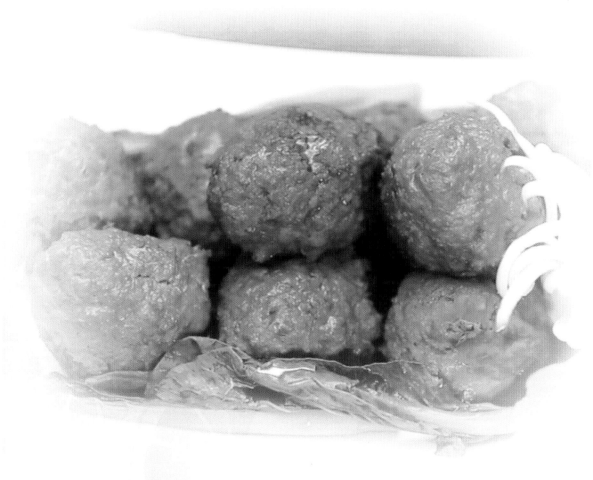

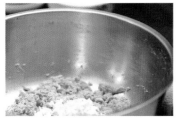

①调馅：将猪五花肉绞成肉馅，加入葱花、生姜末；加入切碎的天冬。（干天冬洗净温水泡30分钟）

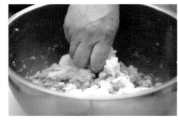

②调味：肉馅中加入适量食盐、味精、料酒、胡椒粉、鸡精、高汤、香油、淀粉调味。（可加泡好的馒头使肉馅蓬松软嫩）

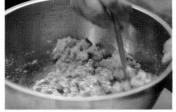

③搅拌：顺时针搅拌均匀。

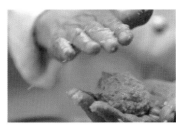

④制作：将肉馅搓成球形，搓出光面。

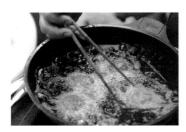

⑤油炸：入锅炸制，炸至蓬起，变色后出锅装盘备用。

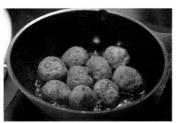

⑥入锅：葱花、生姜末炝锅，放入炸好的狮子头，加入料酒、酱油、味精、食盐、鸡精调味。

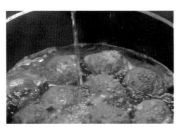

⑦加汤：加入适量的高汤。

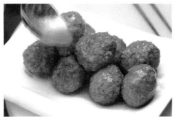

⑧出锅：小火炖20分钟出锅即可。

**食材原料**

猪五花肉（肥3瘦7比例）300克，天冬30克，菜心4棵，鸡蛋1个，生姜末、葱花、精盐、鸡精、淀粉、胡椒粉、白胡椒粉、香油、植物油、料酒各适量。

**做法视频**

天冬性寒，归肺、肾二经，可养阴润燥，益胃生津。天冬与猪五花肉、鸡蛋、菜心配伍制成药膳，滋阴润燥功效得以增强，还有益气健脑等作用。本药膳适宜健康与亚健康人群春季调补，可防止潮热、干咳、肠燥便秘等病症。也适宜支气管炎、热病后食欲不振、糖尿病口渴、干燥综合征、习惯性便秘等患者食用。

专家点评

天冬是百合科植物天冬的干燥块根。现代药理研究证实，天冬有极好的抗氧化及延缓衰老作用，还具有抗菌、抗肿瘤、杀虫的作用。脾胃虚寒、大便稀溏、痰湿内盛者忌食。

趣闻轶事

狮子头是扬州名菜之一，是淮扬菜系中的一道汉族传统菜肴，北方称四喜丸子。传说狮子头做法始于隋朝，是隋炀帝游幸时，以扬州万松山、金钱墩、象牙林、葵花岗四大名景为主题做成了松鼠桂鱼、金钱虾饼、象牙鸡条和葵花斩肉四道菜。葵花斩肉在唐朝改名为狮子头。狮子头肉质鲜嫩、清香味醇，四季皆宜。

# 清 明

**【宋】高菊磵**

南北山头多墓田，清明祭扫各纷然。

纸灰飞作白蝴蝶，泪血染成红杜鹃。

日落狐狸眠冢上，夜归儿女笑灯前。

人生有酒须当醉，一滴何曾到九泉。

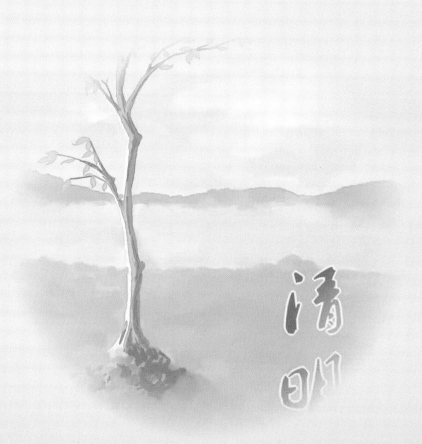

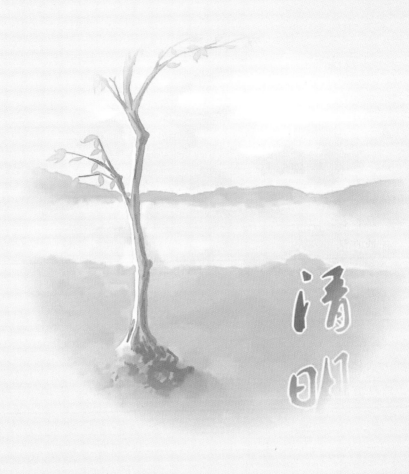

清明

清明是二十四节气的第五个节气，也是祭祀祖先的日子。太阳位于黄经15°。时间通常为每年4月5日或6日。这个节气表示气温已变暖，草木萌动，自然界出现一片清秀明朗的景象。

古代历法将清明分为『三候』：一候桐始华；二候田鼠化为鹌；三候虹始见。意即在这个时节先是白桐花开放，接着喜阴的田鼠不见了，全回到了地下的洞中，雨后的天空可以见到彩虹了，当真是一派好春光。

# 乍暖还寒时，疏肝来解郁
## ——清明话食疗

**饮食习俗** 清明节的起源，据传始于古代帝王将相"墓祭"之礼，后来民间亦相仿效，于此日祭祖扫墓，历代沿袭而成为中华民族一种固定的风俗。清明有食粽的民间风俗，江南一带有吃青团子的风俗习惯。此外，我国南北各地在清明佳节时还有食鸡蛋、蛋糕、夹心饼、馍糍、清明粑、干粥等多种多样食品的习俗。

**饮食养生** 清明节又称寒食节。饮食方面，有些地方还保留着清明禁火吃冷食的习惯。但是，脾胃虚弱腹泻的患者及老年人是不适合吃冷食的。从养生角度讲，在清明时节，凡是耗损阳气的情况都应该避免。气候比较干燥，加上人体内肝火旺盛，容易出现口干、鼻干、便秘等症状，除了要多饮水，饮食方面应以平肝、补肾、润肺为主，避免吃燥性、刺激性食物，如羊肉、辣椒，可多吃些护肝养肺的食品，如荠菜、菠菜、山药，多喝刚上市的春茶。

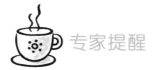 专家提醒

清明时人体阳气多动，向外升发，内外阴阳、气血运行容易波动，易引起呼吸、心血管、消化等系统疾病的发生。有慢性疾病的人在这个时节忌食"发物"，如笋、海鱼、海虾、羊肉，以免旧病复发、新病加重。中医学认为"春气者诸病在头"。老年人这个节气特别容易出现头痛、眩晕症状，应多吃有祛痰、健脾、补肾、养肺、健脑功效的食物。

# 清明养生菜

## 酶糟香鸭十二雏

补虚养胃，滋阴生津

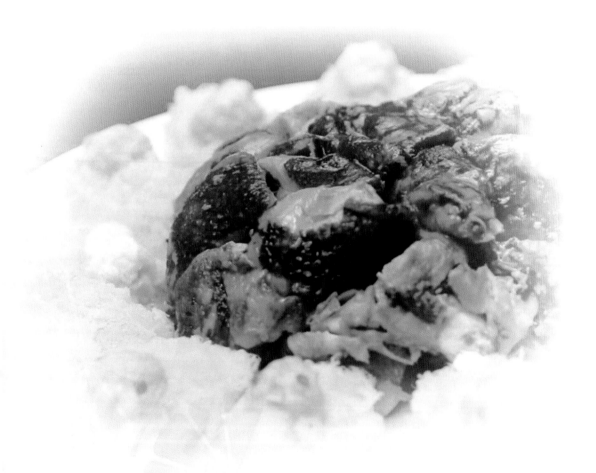

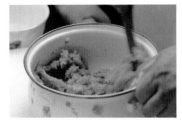

❶改刀：虾仁、肥膘肉、鸡脯肉剁成肉泥备用。

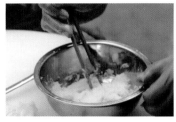

❷做蛋松：鸡蛋黄加入淀粉搅拌均匀，用80℃的油温划成蛋松。用纱布滤油，捞出鸡蛋黄，撕成蛋黄丝。

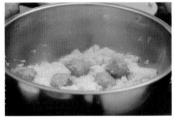

❸备料：肉泥加入食盐、香油、料酒、蛋清搅拌均匀，挤成12个丸子，蘸好蛋松摆盘，肉泥挤成小丸子做成鸭头，胡萝卜、彩椒做成眼睛、嘴。

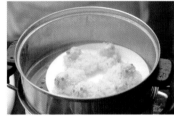

❹入锅蒸：上屉蒸12分钟。

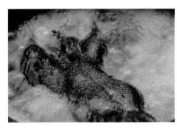

❺入锅炸：鸭子洗净，煮至断生后，表面抹上蜂蜜水，入油锅炸至变色。

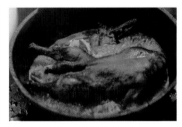

❻入锅煮：葱姜炝锅，加入料酒、酱油、糯米酒、高汤调味，鸭子入锅，桂皮、砂仁、八角、陈皮用纱布包裹，入锅同煮，加食盐、白糖、高汤，煮40分钟。

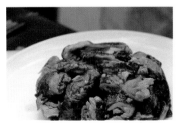

❼改刀：煮好的鸭子改刀切块。

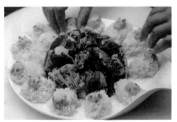

❽摆盘：蒸好的小鸭雏摆放在鸭肉周围，如一只母鸭领着一群小鸭子，栩栩如生。

**食材原料**

鸭子1只，虾仁250克，肥膘肉50克，鸡脯肉50克，鸡蛋黄12个，葱姜适量；食盐、白糖、高汤各适量，淀粉50克，酱油、香油各适量，八角、砂仁、桂皮、陈皮各适量，糯米酒20克，蜂蜜适量。

**做法视频**

鸭肉滋阴养胃，利水消肿，清虚热；虾肉补肾壮阳，养血固精，化瘀解毒；鸡蛋黄安神除烦，养阴补虚。糯米酒是我国传统的民间营养保健食品，具有活血通络、补血生血及润肺之功。本药膳适宜健康与亚健康人群用作补阴药膳食用，可防治口干舌燥、咽喉干痛、手足心热、饮食不香等病症。

## 专家点评

鸭肉是一种美味佳肴，适于滋补，是多种美味名菜的主要原料。鸭肉蛋白质含量高，所含 B 族维生素和维生素 E 较其他肉类多。维生素 E 有抗氧化作用，B 族维生素有增强食欲、健脾胃的作用。鸭肉中含有较为丰富的烟酸，它是构成人体内两种重要辅酶的成分之一，对心肌梗死等心脏疾病患者有保护作用。

## 趣闻轶事

醅糟香鸭十二雏是一道宫廷名菜，此菜寓意为多子多孙，因此深受后宫嫔妃的喜爱。宫廷常常用鸭入菜，因为鸭肉不温不热，清热去火，所以春夏容易上火的季节，可多吃鸭肉。《本草纲目》记载鸭肉"填骨髓、长肌肉、生津血、补五脏"，可补虚生津、利尿消肿，适宜于阴虚内热引起的低热、便秘、食欲不振、干咳痰稠等症。

清明养生菜

# 包罗万象
# 什锦包子

健脾养胃，益气补血

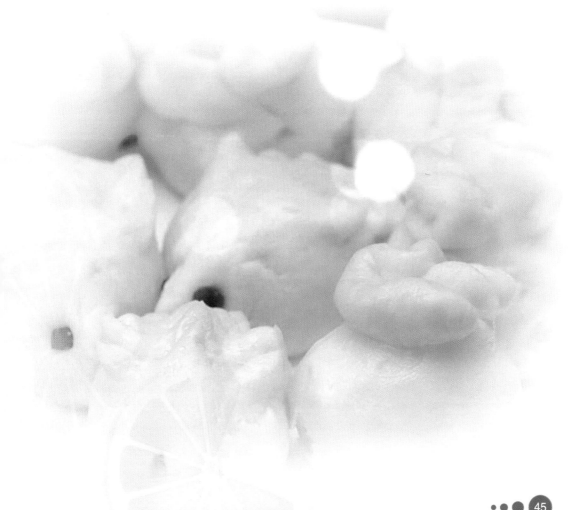

## 食材原料

面粉 500 克，
酵母粉 7 克，
面碱 2 克，
枣泥、百合、
桔饼、桂圆
肉、葡萄干、
荔枝肉各 50
克，红果肉
25 克，青梅
15 克。

## 做 法

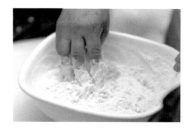

❶和面：按 500 克面粉、7 克酵母粉、2 克面碱和面。

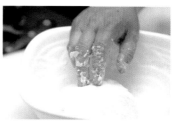

❷发酵：揉面后发酵 25 分钟。

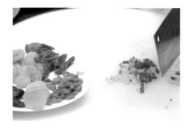

❸切丁：果脯、坚果等切小丁。

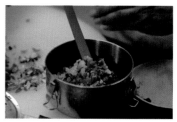

❹和馅：各类小丁与枣泥充分搅拌均匀。

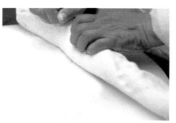

❺揉面：发酵好的面揉实。

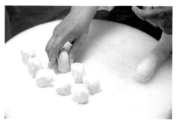

❻揪剂子：面揉好后揪剂子。

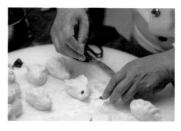

❼包馅：剂子擀皮、包馅，根据节气，制作不同形状。

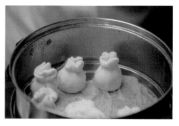

❽出锅：蒸 12 分钟，出锅后即可食用。

## 做法视频

百合清心安神，理脾健胃，利湿消积；桂圆肉养心安神，养胃健脾；果脯补气养血。包罗万象什锦包子具有补气养血，养心安神，美容养颜，健脑益智之功，适宜于健康与亚健康人群四季调补，尤其适合春夏季调养。包罗万象什锦包子可防治面黄无华、记忆力减退、贫血等病症，也适宜于失眠、疲劳综合征、视物模糊患者食用。

百合甘而微寒，能养阴润肺，微苦能泄，又可清肺热，为大众化的补阴佳品。现代医学研究发现，百合鳞茎含秋水仙碱等多种生物碱，有止咳、祛痰、平喘的作用；百合中的百合多糖有抗氧化作用。

"包罗万象"是成都有名的风味小吃——什锦包子的原名。相传什锦包子的来历与刘备三顾茅庐有关。三国时期，刘备请诸葛亮出山，共图大业，亲自前往拜访。前两次拜访都没有见到诸葛亮，第三次巧遇诸葛亮在家。可是诸葛亮让刘备在外面足足等了一整天才请他进屋。诸葛亮为刘备准备了一干一稀两种食品，诸葛亮指着这两种食物说："刘皇叔，这稀的叫'闭门羹'，那干的叫做'包罗万象'。"刘备等众人吃着那一干一稀两种点心，觉得味道十分可口，尤其是对那"包罗万象"赞不绝口，感到别有一番滋味。后来，刘备在称帝的盛宴上，也有这一干一稀两种食品。"包罗万象"后改名为什锦包子。

# 七言诗

【清】郑板桥

不风不雨正晴和，翠竹亭亭好节柯。
最爱晚凉佳客至，一壶新茗泡松萝。
几枝新叶萧萧竹，数笔横皴淡淡山。
正好清明连谷雨，一杯香茗坐其间。

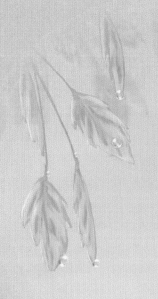

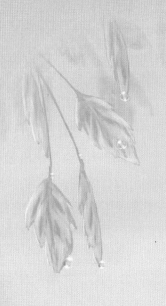

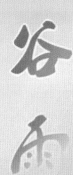

谷雨是二十四节气的第六个节气，也是春季最后一个节气。太阳位于黄经30°。时间通常为每年的4月19日至21日。

谷雨的名称来源自古人『雨生百谷』之说。古代历法将谷雨分为『三候』：一候萍始生；二候鸣鸠拂其羽；三候为戴胜降于桑。是说谷雨后降雨量增多，浮萍开始生长，接着布谷鸟便开始提醒人们播种了，然后是桑树上开始见到戴胜鸟。谷雨节气的到来意味着寒潮天气基本结束，气温回升加快，这样的气候有利于谷类农作物的生长。

# 微雨桃花落，柔肝宜养筋
## ——谷雨话食疗

**饮食习俗**　我国北方有"谷雨食香椿"的习俗。谷雨前后是香椿上市的时节，这时的香椿醇香爽口、营养价值高，有"雨前香椿嫩如丝"之说。香椿具有提高机体免疫力，健胃、理气、止泻、润肤、抗菌、消炎、杀虫之功效。南方有"谷雨摘茶"的习俗。传说谷雨这天的茶喝了会清火、辟邪、明目等。所以谷雨这天不管是什么天气，人们都会去茶山摘一些新茶回来喝。

**饮食养生**　谷雨节气，肝脏不再继续升发，趋于平和，心气逐渐旺盛，脾的旺盛会使胃强健起来，正是补益身体的大好时机。饮食上仍需注重养脾，宜少食酸味食物，多食甘味食物。谷雨节气后降雨增多，空气中的湿度逐渐增大，一些脾胃虚弱、阳气不足的人易受湿气侵袭。因此谷雨养生要注意祛湿，在饮食上加以配合，可以选用白扁豆、赤豆、薏苡仁、山药、荷叶、芡实、冬瓜等具有良好祛湿效果的食物。按照中医"春养肝"的观点，过了谷雨便意味着春季快过去了，要抓紧时机调理肝血。此时的食疗要点重在养肝清肝、滋养明目。

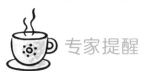 专家提醒

谷雨节气，不良的饮食习惯易使胃受损，是胃病的易发期。在饮食上，应避免吃得过冷、过热、过快及养成暴饮暴食的习惯。饮食宜清淡，少食肥甘厚腻、辛辣刺激之物。谷雨节气以后是神经疾病的发病期，如肋间神经痛、三叉神经痛、坐骨神经痛。根据不同的病症，应预防风、寒、湿、热、毒的侵袭。

# 豆腐皮荠菜
# 包子

**食疗功效**

补脾利水，养血明目
消除油腻，促进食欲

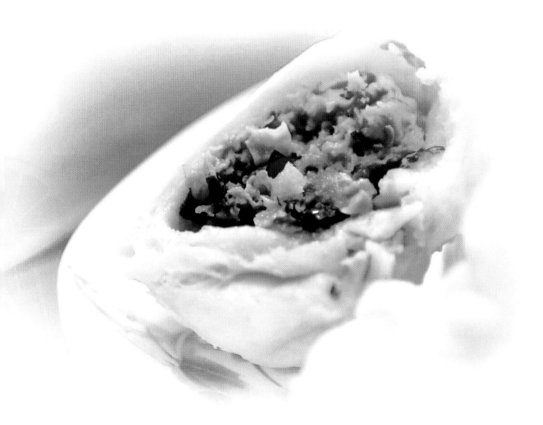

## 食材原料

面粉 500 克，豆腐皮 50 克，小白菜、荠菜各 500 克，水发木耳 30 克，猪肉 200 克，芝麻油、酱油、料酒、精盐、味精、姜、葱各适量，酵母粉 7 克，面碱 2 克（加水化开）。

### 做法视频 P

## 做 法

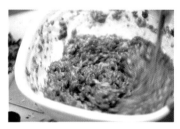

❶调味：绞好的猪肉馅加入葱、姜、酱油、胡椒粉、料酒、味精、盐、油和肉汤调味。

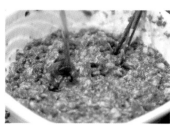

❷封口：肉馅搅拌后加入香油。

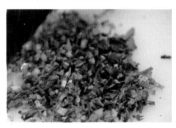

❸改刀：豆腐皮油炸后，用热水泡软，将荠菜、木耳、小白菜、豆腐皮分别切碎，加入肉馅中搅拌均匀。

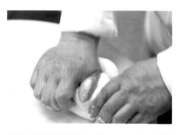

❹和发酵面团：每 500 克面粉加 7 克酵母粉、2 克面碱，用温水和面，饧 30 分钟即可。

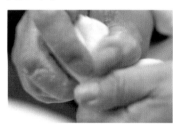

❺揪剂：面团搓成条，揪成小块。

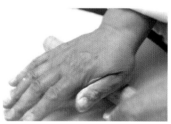

❻擀皮：小面团擀皮。

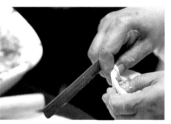

❼包馅：面皮包馅。

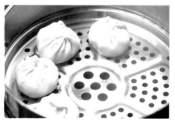

❽入锅蒸：包子放入笼屉内，蒸 10 分钟即可。

豆腐皮性平，味甘，有清热润肺，止咳消痰，养胃，解毒，止汗等功效。现代药理研究发现，荠菜有防癌、止血、降血压、调血脂作用。荠菜中含维生素 A 较多，可用于防治夜盲症、白内障等眼疾。荠菜中的膳食纤维含量丰富，对脂肪代谢和排便有积极的防治作用。豆腐皮荠菜包子适宜于健康与亚健康人群春季调补，可防治肠炎腹泻、目红疼痛等病症。

荠菜为药食两用佳品，为春季时令蔬菜，于初春采其嫩苗食用。荠菜古称"护生草"，民谚有云："三月三，荠菜当灵丹。"荠菜有明目、养胃、利肝、止血的作用，尤其是各种出血性疾病（如肺出血、尿血、子宫出血、鼻出血、视网膜出血），小儿麻疹，急、慢性肾病，乳糜尿的患者，每年到春季常食荠菜，更加适宜。荠菜中的膳食纤维含量丰富，这对脂肪代谢和排便有积极的防治作用。风疹患者忌食。

豆腐皮包子在《红楼梦》中有所记载，也被称为"长寿包"，是晴雯非常喜欢的一道美食。《红楼梦》第八回写到：冬天下雪珠儿的天气里，贾宝玉在梨香园逗留了一整天，晚间回到绛云轩，见着晴雯便问道："今儿我在那府里吃早饭，有一碟儿豆腐皮的包子，我想着你爱吃，和珍大奶奶说了，只说我留着晚上吃，叫人送过来的，你可吃了？""豆腐皮包子"在清宫御膳档案中也有所记载。

谷雨养生菜

# 羊肉粥

温中补虚，散寒止痛

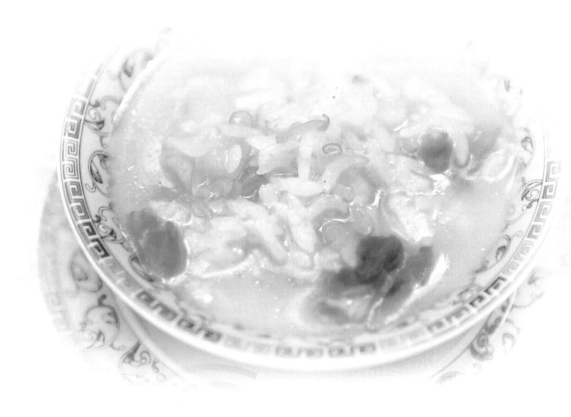

## 做 法

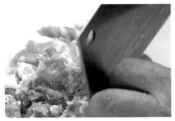

❶改刀: 将羊肉洗净切成薄片。

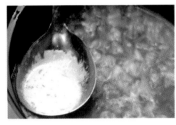

❷入锅: 羊肉片入开水锅内煮。
（去除浮沫可避免上火）

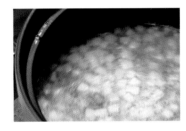

❸入锅: 白萝卜切丁, 下入锅中同煮。

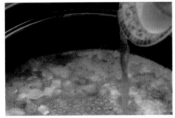

❹调味: 加入葱、姜末和陈皮水。

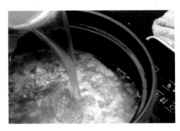

❺加汤: 加入羊肉汤后, 小火炖煮40分钟。

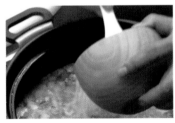

❻入锅: 40分钟后, 加入大米, 小火煮30分钟。

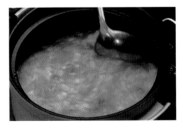

❼调味: 30分钟后, 加入食盐、味精、香油、胡椒粉等调料调味。

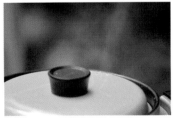

❽出锅: 搅拌均匀, 小火煮5分钟后出锅即可。

食材原料

羊肉500克, 大米150克, 白萝卜100克, 羊肉汤1500克, 葱、姜末、料酒、胡椒粉、盐、味精、香油、陈皮适量。

做法视频

## 药膳功用

羊肉是助肾阳，补精血，疗肺虚，益劳损之妙品。白萝卜味甘，性凉，有清热，解毒，祛火的功效。羊肉较温热，萝卜性寒凉，这两样东西一起吃，在寒热方面比较平衡，并可去膻除膻，提增鲜味。与大米煮粥具有温中补虚、散寒止痛之功，适宜于脾胃虚寒而引起的脘腹冷痛、呕吐、腹泻等症。

## 专家点评

羊肉性温，味甘，入脾、肾经，补血益气，温中暖肾。羊肉富含多种营养物质，对肺结核、气管炎、哮喘、贫血均有益处。羊肉胆固醇含量较低，引起动脉硬化、心血管疾病及肥胖的概率较低。羊肉是一种良好的滋补强壮剂，吃羊肉能促进分泌消化酶，从而有助于食物的消化。因其性热，所以凡有痰火、湿热、热病及疫病初愈者，均不宜食。

## 趣闻轶事

羊肉粥出自元代太医忽思慧的《饮膳正要》。忽思慧任饮膳太医，主管宫廷饮食、药物补益。他用积累十余年饮膳经验，集诸家本草、名医方术、谷肉蔬果等有关补益的内容，于1330年（天历三年）撰成《饮膳正要》三卷。该书是我国第一部营养学专著，以"膳"为主，以药（疗）为辅；重在饮食美味，寓治疗价值于饮膳之中。帝王食之津津有味，但不胫而走，民间传之。《饮膳正要》被后人认为是中国在饮食治疗和保健食疗领域中的一部重要的经典著作。

# 夏季施膳

《素问·四气调神大论》中记载"夏三月，此谓蕃秀，天地气交，万物华实"。这句话所指夏季的三个月，天阳下济，地热蒸腾，天地之气上下交合，植物生长茂盛，这是个万物繁荣的季节。一年四季之中，夏季的阳气最为旺盛，气候炎热，万物生机勃勃。此时，人体的新陈代谢也最为旺盛，而人体的阳气也最易发泄，伏阴于内，气血旺盛，活跃于肌表。夏季主暑湿，暑为阳邪，性升散，易耗气伤津。夏季暑邪侵入人体，腠理开泄而汗出，故暑邪伤人损其津液，可见唇干口燥、心烦口渴、小便短赤、大便干结等症状。

## 食养原则

● 夏季食养应遵循饮食清淡、多食酸苦、少食生冷、长夏化湿、卫生饮食的原则。

● 忌吃温热助火、辛辣香燥、伤津耗液的食品。

● 夏季食物易变质，应注意饮食卫生，蔬菜、水果要清洗干净，预防传染病。

● 夏季应补气养阴，清热祛湿。另外，孕妇和哺育期女性、体力劳动者应多饮水，出汗多时还应注意补充盐水。

## 宜食食物

夏季炎热，多雨高温，出汗多，应补气养阴，清热祛湿。夏季宜食下列食物。

● 白扁豆：有清暑化湿、健脾益气、止泻消渴的作用，尤其是长夏之时，暑湿吐泻，食少久泻，脾虚呕逆者食之最宜。

● 乌梅：有生津止渴、祛湿养阴的作用。《随息居饮食谱》："梅，酸温，温胆生津，孕妇多嗜之。"《本草新编》："乌梅止痢断疟，每有速效。"乌梅汤不但是清凉饮料，还可防治肠道传染病。

● 薏苡仁：又称六谷米，有清热利湿和健脾补肺的作用。最适宜在长夏季节里暑热挟湿者煮粥服用。

● 薄荷：有疏散风热、清热解暑的作用。适宜在炎夏泡水当作清凉饮料服用，可起到预防中暑之效。但薄荷不宜久煎久煮，也不宜多服久服。

● 荷叶：有清暑利湿、升发清阳的作用，尤其是肥胖之人及高脂血症患者，夏天食之更宜。煎水代茶饮或煮粥食用，既清暑热，又能减肥。

● 荸荠：有清热祛暑、生津止渴的功效。热天口渴、咽喉干痛、肺有热气、眼球红赤、口鼻烘热、咳吐黄痰时，食之更宜。炎夏时容易发生暑热下痢，饮用荸荠汁，能清理肠胃热滞污秽，可有辅助治疗效果。

● 苦瓜：有清火、消暑、明目的作用。适宜夏季烦热、口渴多饮，甚者中暑发热时食用。

● 菊花：有疏散风热、泻火祛暑、清肝明目的作用。对夏季头昏脑涨、暑热烦渴、目赤肿痛，以及血压偏高者，颇有益处。

● 西瓜：有清热解暑、除烦止渴的功效。但脾胃虚寒之人，应当少吃或勿食。

● 西瓜皮：又称西瓜青、西瓜翠衣，为西瓜的外皮。有良好的清热解暑、生津止渴的效果，或洗净凉拌，或煎汤代茶饮服均可。

● 甘蔗：有解热、生津、润燥、滋阴的作用，通常作为清凉生津剂。在炎热夏季，口干舌燥、津液不足、烦热口渴者食之最宜。

● 绿豆：能清热解毒、消暑除烦，为夏季祛暑佳品。

● 黄瓜：性凉，味甘，清凉多汁，具有清热解暑、生津止渴作用。

● 番茄：有生津止渴，健胃消食，治口渴，强食欲，增强人体免疫力的功效。

● 苋菜：有解暑清热的功效。苋菜含有高浓度赖氨酸，对人体生长发育很有帮助。

● 丝瓜：性寒凉，为夏令佳蔬，有清热、凉血、祛暑的作用。

# 立 夏

【宋】陆游

赤帜插城扉，东君整驾归。

泥新巢燕闹，花尽蜜蜂稀。

槐柳阴初密，帘栊暑尚微。

日斜汤沐罢，熟练试单衣。

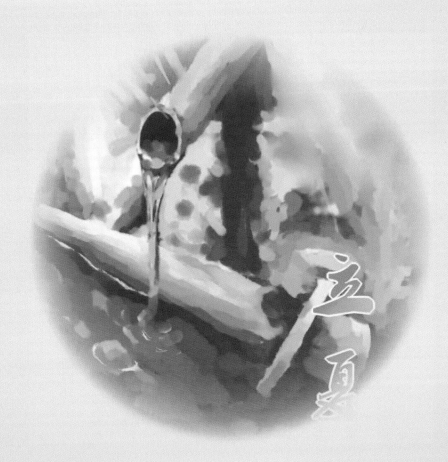

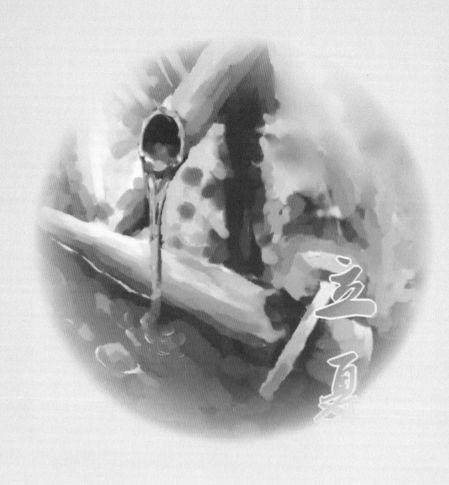

立夏

**气候特点** 立夏这个节气在战国末年（公元前239年）就已经确立了，为夏季开始的日子。太阳位于黄经45°。时间通常为每年的5月5日或6日。古代历法将立夏分为『三候』：一候蝼蝈鸣；二候蚯蚓出；三候王瓜生。即说这一节气中首先可听到蝼蝈蛄在田间的鸣叫声，接着大地上便可看到蚯蚓掘土，然后王瓜的蔓藤开始快速攀爬生长。这个节气表示夏季开始，万物快速生长，炎热的天气将要来临，农事活动也已进入欣欣向荣的繁忙季节了。

# 立夏日渐热，消暑忌贪凉
## ——立夏话食疗

**饮食习俗**　立夏有吃虾的传统，谓之"吃虾大力气"。闽南地区立夏吃虾面，将海虾掺入面条中煮食，海虾熟后变红，为吉祥之色，而虾与夏谐音，以此作为对夏季之祝愿。嵊州人在立夏日"吃蛋拄心，吃笋拄腿，吃豌豆拄眼，秤人拄身"，其目的是出于祈求身、心、腿等重要部位健康无恙，防止生病，顺利度过炎夏的愿望。

**饮食养生**　因为夏季炎热而出汗多，体内丢失的水分多，脾胃消化功能较差，所以多进稀食是夏季饮食养生的重要方法。熬粥时加入绿豆、莲子、荷叶、芦根等，均有去暑热的功效。春夏养阳，重在养心，可以适当选择牛奶、豆制品、瘦肉、蛋类的食物，不但有助于补充营养，更有助于强心健体。由于夏季人体新陈代谢加快，能量消耗增加，适当增加清解暑热的食物有助于身体适应季节的变化，如胡萝卜、黄瓜、冬瓜、山药、蘑菇、木耳、鲫鱼，以达到补心养肺的功效。

 专家提醒

　　立夏后，人体容易引起"上火"。室内应注意通风降温，以防自然界高温气流的侵袭。如人体阴阳失调而出现的内热证，除应及时就医外，在饮食上要多饮水，多吃水果，同时保持心情舒畅，以达到心静自然凉的效果。传统中医认为，"暑易伤气"，此时应注重调养，特别是精神的养护，加强情志护理。老年人有意识地进行精神养护，始终保持愉快的心情，禁忌悲喜过度，有助于身体的健康。在饮食上应注意忌食性热升发的食物，以免耗气伤津，同时也不宜过早食用生冷食物，以免损伤脾胃。

# 立夏养生菜

## 虾丸鸡皮汤

补肾壮阳，健脾化痰

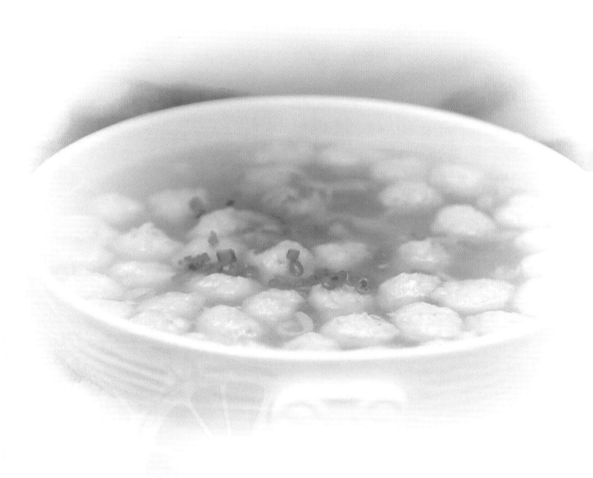

## 做 法

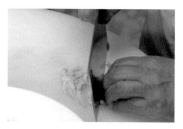

❶先将鸡腿煮熟，把鸡皮和鸡肉分离，分别切成丝。

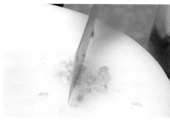

❷改刀：虾仁去掉虾线，剁成虾泥。

**食材原料**

鲜虾仁300克，大鸡腿1只，鸡蛋1个，香葱1棵，干淀粉50克，马蹄4枚，料酒、食盐、味精、胡椒粉、老姜、油、水淀粉适量。

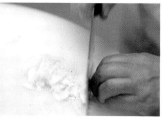

❸改刀：马蹄去皮切成粒。（马蹄选择紫红色、饱满为佳）

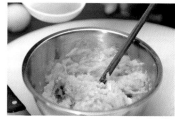

❹调味：马蹄粒放入虾泥中，加入葱末、姜末、食盐、味精、料酒、蛋清搅拌均匀入味。

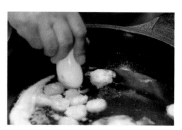

❺入锅：用小勺舀虾丸，入温水锅，撇去浮沫。

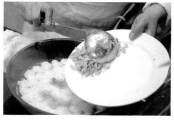

❻入锅：加入鸡肉和鸡皮丝，加食盐、味精、料酒调味。

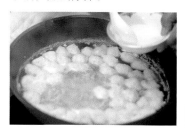

❼勾芡：水淀粉勾芡。

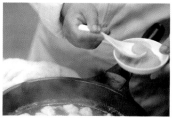

❽出锅：加胡椒粉调味，撇去浮沫即可。

**做法视频**

虾肉是海中之宝，可补肾壮阳，健脾化痰，益气通乳。用其做汤口味清鲜，虾肉脆嫩。

## 专家点评

鸡皮性温，味甘，入脾、胃经，有健脾益气，生精填髓之功。鸡皮含有丰富的胶原蛋白和硫酸软骨素。它本身是弹性纤维蛋白最重要的一个构成元素。因此鸡皮是养生护肤、预防衰老的佳品。

## 趣闻轶事

《红楼梦》除了记载荡气回肠的爱情故事之外，关于饮食的内容散见于各章各回，可以说是我国饮食文化的一部宝典。虾丸鸡皮汤就是贾宝玉非常喜欢的一款汤品，在书中第六十二回有所记载。当厨房送来鸭、鹅等菜肴的时候，宝玉和芳官却只用虾丸鸡皮汤泡饭吃了一碗。宝玉可以"面如敷粉、唇若施脂"，与虾丸鸡皮汤养颜护肤的功效也是密不可分的。此道汤品还有补肾壮阳，健脾化痰的作用，适合夏季食用。

# 立夏养生菜

## 荷叶芡实粉蒸肉

清暑解热，健脾止泻
益肾固精，补气养血

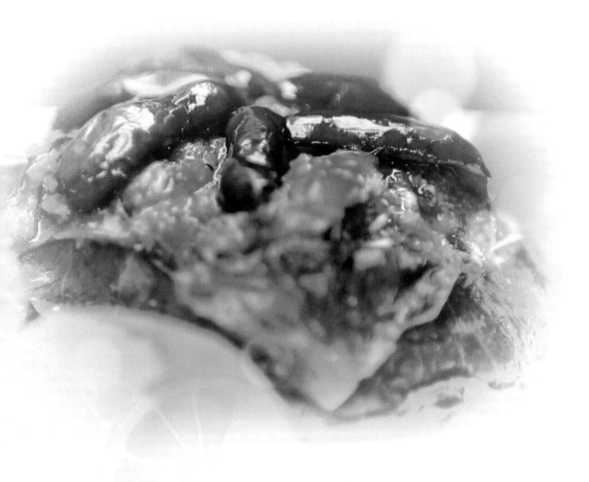

## 食材原料

鲜荷叶2张，猪五花肉100克，芡实10克，红枣2枚，糯米30克，食盐、白糖、味精、料酒、甜面酱、老抽、蚝油各适量。

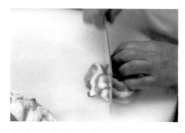

❶改刀：把猪五花肉切成片备用。

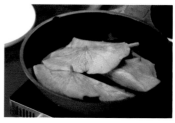

❷焯水：将鲜荷叶洗净去茎，入锅焯一分钟。

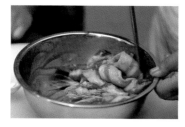

❸调味：五花肉加入料酒、白糖、食盐、甜面酱、老抽、蚝油调制入味。

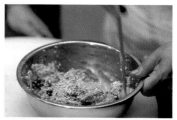

❹搅拌：加入粉碎的芡实和糯米搅拌均匀。

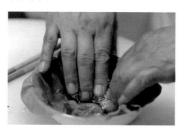

❺包肉：将五花肉包入荷叶内。

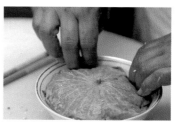

❻盖荷叶：肉上盖一张荷叶。

## 做法视频

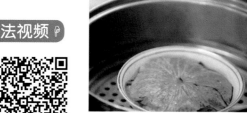

❼入锅蒸：蒸30分钟。

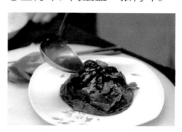

❽勾芡：出锅勾芡即可。

## 药膳功用

荷叶具有清暑热，升清阳，止血的作用。用荷叶烹制的菜肴，清香扑鼻。芡实又称鸡头米，有补益脾肾，固摄精心的作用。本药膳油而不腻，具有良好的保健养身功效，适宜于健康与亚健康人群夏季调养。本药膳可防治夏季食欲不振、轻度中暑、神疲乏力等病症。

## 专家点评

荷叶味苦、涩，性平，入心、肝、脾经，具有清暑利湿，升发清阳，止血之功。现代研究发现，荷叶含莲碱、荷叶碱等多种碱类物质，另含槲皮苷、莲苷、酒石酸、柠檬酸、苹果酸、草酸、鞣质及葡萄糖酸等。荷叶碱具有降血脂、降血压、对平滑肌解痉的作用；枸橼酸有解渴、抗凝和解毒作用；琥珀酸有镇咳祛痰作用。大小便不通者不宜多食。

## 趣闻轶事

粉蒸肉为中国传统的待客名菜，是婺源特色菜之一，以荷叶与带皮五花肉加稻米和其他调味料制作而成。粉蒸肉有肥有瘦，红白相间，嫩而不腻，米粉油润，香味浓郁。在清朝末期，人们通常用杭州的鲜荷叶将炒熟的米粉和经调味的猪肉裹包起来蒸制而成荷叶粉蒸肉。它味道清香，软而不腻，适合夏天食用。荷叶芡实粉蒸肉加入了芡实，具有健脾止泻，清暑解热，益肾固精，补气养血的功效。

# 归田园四时乐春夏二首（其二）

## 【宋】欧阳修

南风原头吹百草，草木丛深茅舍小。
麦穗初齐稚子娇，桑叶正肥蚕食饱。
老翁但喜岁年熟，饷妇安知时节好。
野棠梨密啼晚莺，海石榴红啭山鸟。
田家此乐知者谁？我独知之归不早。
乞身当及强健时，顾我蹉跎已衰老。

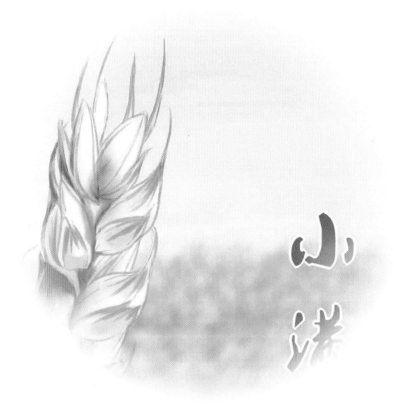

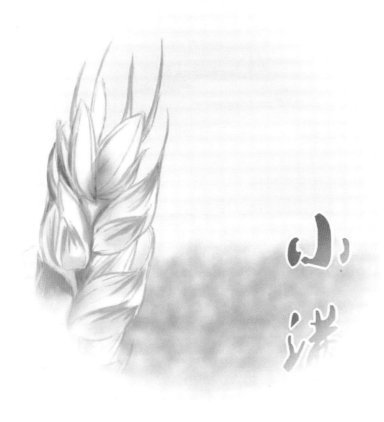

小满

气候特点　小满是夏季的第

二个节气。太阳位于黄经60°。

时间通常为每年的5月21日或22

日。『小满』的含义是夏熟作物

的籽粒开始灌浆饱满，但未成熟。

只是小满，还未大满。古代历法将

小满分为『三候』：一候苦菜秀；

二候靡草死；三候麦秋至。是说

小满节气中，苦菜已经枝叶繁茂；

而一些喜阴的、枝条细软的草类在

强烈的阳光下开始枯死；此时麦

子开始成熟。

# 作物将盈满，未病应先防
## ——小满话食疗

**饮食习俗**　小满时节，民间有食苦菜的习俗。古有《周书》记载："小满之日苦菜秀"。因此，"小满至，苦菜秀"成为千百年来民间的一种习俗。苦菜学名败酱草，宁夏人叫它"苦苦菜"，陕西人叫它"苦麻菜"，李时珍称它为"天香草"。《本草纲目》记载："（苦苦菜）久服，安心益气，轻身、耐老。"宁夏人喜欢把苦菜烫熟，冷淘凉拌，调以盐、醋、辣油或蒜泥，清凉辣香，使人食欲大增。古人还用败酱草醒酒。

**饮食养生**　小满时节，人体的生理活动处于最旺盛的时期，消耗的营养物质为四季中最多，要及时适当补充。孙思邈在《摄养论》中记载"四月，肝脏已病，心脏渐壮，宜增酸减苦，补肾助肝，调卫气"。饮食调养以补益肝肾、滋心养肺为主要原则，同时注重食用清利湿热的食物，如粳米、薏米、玉米、绿豆、花生、黄瓜、胡萝卜、西红柿、山药、枸杞、百合。禁食助湿生热的食物，如羊肉、狗肉。小满时节，天气逐渐炎热，冷饮逐渐得到人们的青睐，但饮用过量会引起胃肠疾病的发生。因此需适当饮用冷饮，养护脾胃，注重瓜果蔬菜的卫生。

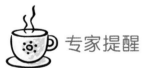 专家提醒

小满时节是皮肤病的易发期，如湿疹、荨麻疹，所以饮食调养宜以清爽清淡的素食为主，常吃具有清利湿热作用的食物，如赤小豆、绿豆、冬瓜、黄瓜、水芹、黑木耳、胡萝卜、西红柿。忌食甘肥厚味、生湿助湿的食物，如动物脂肪、海鲜鱼类。

## 小满养生菜

# 红楼酸梅汤

清热解暑，生津止渴

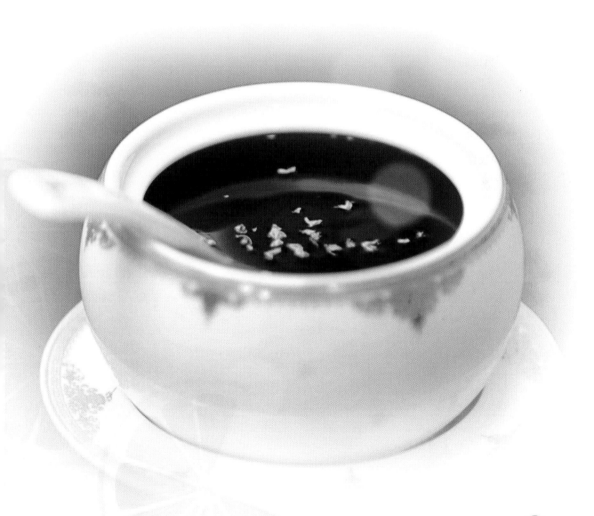

## 食材原料

乌梅 100 克，

山楂 100 克，

甘草 10 克，

糖桂花 5 克，

冰糖、紫草、

淀粉适量。

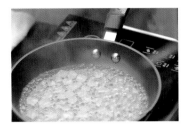

❶入锅：冰糖入锅烧至融化。

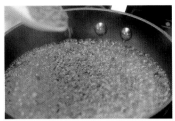

❷入锅：加入糖桂花翻炒均匀，盛出备用。

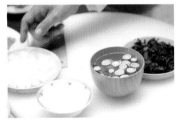

❸入锅：砂锅内加入 1000 克清水，加入冰糖和少量紫草。（紫草提前泡好）

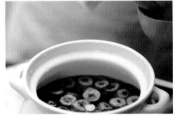

❹浸泡：乌梅和山楂片提前用温水泡 1 小时。

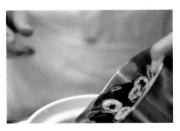

❺入锅：泡好的乌梅和山楂片加入砂锅中。

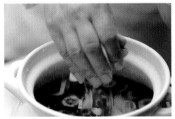

❻入锅：加入甘草，大火煮 1 小时即可。

做法视频

## 药膳功用

乌梅，生津止渴，除烦，助消化；桂花，增香调味，舒缓情绪；紫草，凉血解毒，清热防暑湿；山楂，增加酸味，活血，消食；甘草，调和诸药，调理脾胃。此汤具有清热解暑，生津止渴的功效。此汤可防治夏季汗出烦渴、精神憔悴、食欲不振等病症。

## 专家点评

乌梅味酸、微涩，性平，归肝、脾、肺、胃、大肠经。《本草纲目》记载："梅实采半黄者，以烟熏之为乌梅。"它能除热送凉，安心止痛。现代研究发现，乌梅含柠檬酸、苹果酸、琥珀酸、碳水化合物、谷甾醇、蜡样物质及齐墩果酸样物质，对大肠杆菌、痢疾杆菌、伤寒杆菌、霍乱弧菌、绿脓杆菌、结核杆菌，以及各种皮肤真菌等均有抑制作用；并能收缩胆囊，促进胆汁分泌及抗过敏。

## 趣闻轶事

在《红楼梦》中，因为几件小事，宝玉挨了一顿板子，打得"臀上作痛，如针挑刀挖一般"，吃不下也喝不下。就在周围的人纷纷着急的时候，他却嚷着口里干渴，要喝酸梅汤。宝玉爱喝的酸梅汤是宫廷中的日常保健饮品，后流传到民间，为民间传统的清凉饮料。在炎炎夏日里，喝上一杯冰镇的酸梅汤确实能够让人生津止渴，消掉不少暑气。

# 小满养生菜

## 珊瑚白菜

清热解毒，行气通便
去脂降压，美容瘦身

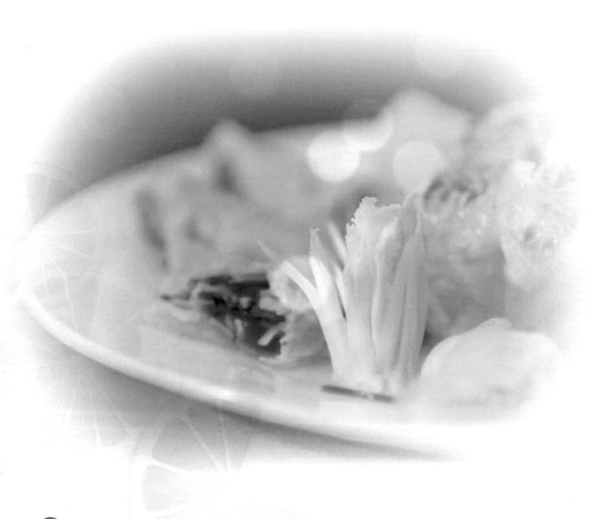

## 做 法

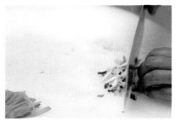

❶改刀：将青椒、红椒、冬笋、香菇、胡萝卜洗净，切丝。

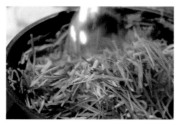

❷入锅：葱、姜炝锅，将以上各丝放在油锅中煸炒。

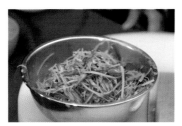

❸调味：放入白糖、白醋、精盐，盛盘待用。

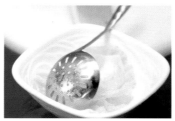

❹飞水：白菜洗净去帮，用沸水焯透，过凉，控干水。

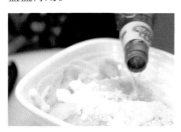

❺调味：加入等量白糖、白醋，腌制入味。

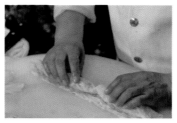

❻包卷：炒好的五丝馅用腌好的白菜卷起来。（尽量卷紧）

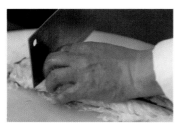

❼改刀：白菜卷切段。

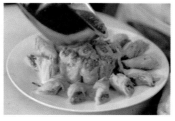

❽摆盘：白菜卷装碗倒扣盘子里，周围摆一圈，浇汁即可。

**食材原料**

白菜 500 克，青椒、红椒 10 克，冬笋 50 克，水发香菇 25 克，葱、姜、精盐、白糖、料酒、白醋、植物油各适量。

**做法视频**

香菇有补肝肾，健脾胃，益气血，益智安神，美容的功效；白菜含有丰富的粗纤维，不但能起到润肠、排毒的作用，又有刺激肠胃蠕动，促进大便排泄，帮助消化的功能。此款菜具有清热解毒，去脂降压，美容瘦身的功效，适宜于痰气交阻，脾不健运所致的脂肪堆积与形体肥胖。

**专家点评**

冬笋清脆爽口，含有丰富的蛋白质和多种氨基酸、维生素、钙、磷、铁等微量元素以及丰富的纤维素，能促进肠道蠕动，既有助于消化，又能预防便秘和结肠癌的发生。冬笋含有较多草酸，与钙离子结合会形成草酸钙。患尿道结石、肾炎的人不宜多食。

**趣闻轶事**

万寿宴是满汉全席中的一种，它是清朝帝王的寿诞宴，也是内廷的大宴之一。后妃王公，文武百官，无不以进寿献寿礼为荣，宴席上各类菜式应有尽有。如遇大寿，则庆典更为隆重盛大。珊瑚白菜就是万寿宴中前菜四品之一，和其他三款菜品（五香大虾、盐水牛肉、红油百叶）组成万寿无疆之意。

# 时 雨

【宋】陆游

时雨及芒种，四野皆插秧。

家家麦饭美，处处菱歌长。

老我成惰农，永日付竹床。

衰发短不栉，爱此一雨凉。

庭木集奇声，架藤发幽香。

莺衣湿不去，劝我持一觞。

即今幸无事，际海皆农桑。

野老固不穷，击壤歌虞唐。

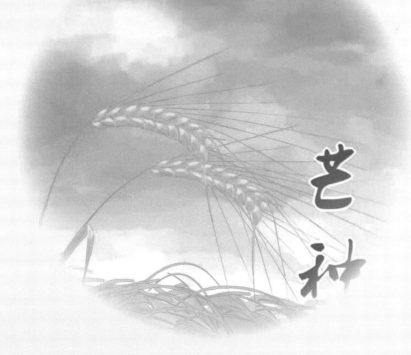

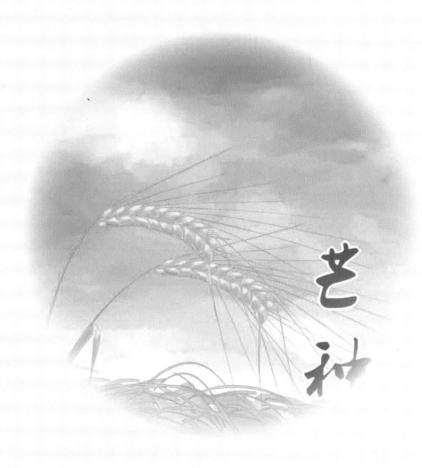

芒种

**气候特点**　芒种是二十四节气中的第九个节气，夏季的第三个节气，表示仲夏时节的正式开始。太阳位于黄经75°。时间通常为每年的6月5日或6日。「芒」是指壳实尖端的细毛，在北方是割麦种稻的时候，也是耕种最忙的时节，需要及时进行夏收、夏管和夏种。

古代历法将芒种分为『三候』：一候螳螂生；二候鹏始鸣；三候反舌无声。在这一节气中，螳螂在去年深秋产的卵因感受到阴气初生而破壳生出小螳螂；喜阴的伯劳鸟开始在枝头出现，并且感阴而鸣；与此相反，能够学习其他鸟鸣叫的反舌鸟，却因感应到了阴气的出现而停止了鸣叫。

# 芒种煮梅子，祛暑易生津
## ——芒种话食疗

**饮食习俗**　芒种是梅子成熟的季节，所以南方盛行芒种煮梅子习俗。新鲜梅子大多味道酸涩，难以直接入口，需加工后方可食用，这种加工过程便是煮梅。如今，加工青梅的方式有很多，如盐渍、制作蜜饯、取汁、熏制、酿酒、制药等。将乌梅与甘草、山楂、冰糖一同煮，便制成了消夏佳品——酸梅汤。每到芒种时节，种完水稻，为祈求秋天有个好收成，各地都要举行安苗祭祀活动。家家户户用新麦面蒸发包，把面捏成五谷六畜、瓜果蔬菜等形状，然后用蔬菜汁染上颜色，作为祭祀供品，祈求五谷丰登、村民平安。

**饮食养生**　芒种时节，我国大部分地区雨量增多，气温升高，人体新陈代谢旺盛、汗液易排出，耗气伤津，故饮食宜清补，少油腻，注意保护脾胃，以免影响消化功能。宜吃具有祛暑益气、生津止渴的食物，宜以清补为主，如苦瓜、芹菜、生菜、黄瓜、莴苣等，勿食过咸、过甜的食物。孙思邈则提倡"常宜清甜淡之物，大小麦曲，粳米为佳"。夏季是胃肠道疾病高发的时期，食用韭菜、洋葱、大蒜、香葱等具有杀菌作用的蔬菜，有利于防治胃肠道疾病。夏季宜适当吃水果，如西瓜、香瓜、葡萄等，但应做好水果食用前的清洗工作。

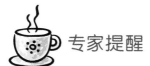 专家提醒

芒种时节，人体多表现出食欲不佳、困乏、疲劳的状态，可适当饮用些果汁或者糖盐水，用以防治体内血钾含量降低（适当补充钾元素有利于体内钠钾平衡）。夏天易患感冒，中医称为"热伤风"。其常见症状为流涕、鼻塞、打喷嚏，有时还出现发热、头痛等，有的患者还会出现呕吐、腹泻症状。在饮食上可饮用金银花露、菊花茶以清热解暑。

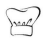

## 芒种养生菜

# 茯苓豆腐

食疗功效

健脾化湿，消食减肥

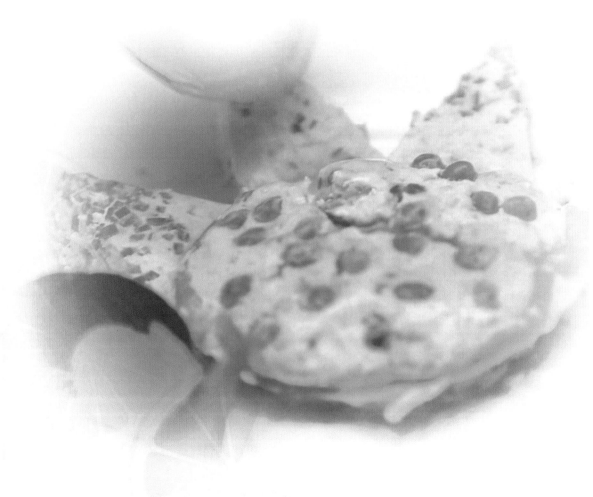

## 做 法

**食材原料**

豆腐500克，茯苓粉30克，松子仁40克，胡萝卜、豌豆、香菇、玉米、鸡蛋、食盐、味精、料酒、香油、淀粉、葱、姜各适量。

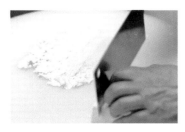

❶压泥：豆腐切片压成泥，葱、姜切末。

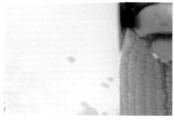

❷改刀：将玉米、胡萝卜、香菇、松子仁分别切碎，放入豆腐泥中。

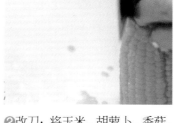

❸加料：加茯苓粉，拌匀。

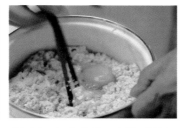

❹调味：加入食盐、味精、料酒、香油调味，加入鸡蛋搅拌均匀。

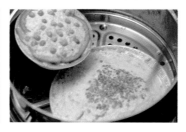

❺装碗、点缀：将豆腐泥分别放入碗和盘中，加青椒、豌豆、红椒作为点缀。

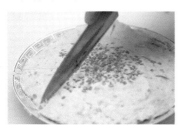

❻入锅：将两份豆腐泥放入锅内蒸15分钟。

❼切块：整好后切八等份。

❽摆盘：切好后摆盘，用食盐、味精、胡椒粉、料酒和淀粉勾汁，浇在茯苓豆腐上即可。

**做法视频**

茯苓健脾和中，淡渗利湿；松子仁滋补强身，润肠通便；豆腐益气和中，生津润燥，清热解毒。三物配伍，有减肥降脂之效。茯苓豆腐适用于痰湿停聚，浊气不化所致的形体肥胖。

**专家点评**

茯苓为寄生在松树根上的菌类植物，古人称它为"四时神药"。它药性平和，利湿而不伤正气，适量服食可作为春夏潮湿季节的调养佳品。现代研究发现，茯苓多糖、茯苓素有抑制肿瘤作用；茯苓三萜化合物有抗炎、止吐、增强胰岛素活性的作用；茯苓多糖、茯苓三萜化合物有增强免疫功能的作用；茯苓中的钾盐有降血压、利尿作用。本膳偏于寒凉，故阳虚肥胖者不宜。

**趣闻轶事**

茯苓是有名的中药，被誉为除湿之圣药、仙药之上品。清朝，茯苓被作为养生益寿的要药。据说慈禧太后为了保养身体，常命御膳房做茯苓饼，并以此赏赐大臣。因茯苓饼既有清香之味，又有祛病延年的功效，故成为清朝宫廷里的名点。后流传到民间，又成为北京的一种滋补性传统名点。茯苓豆腐亦是一款消食减肥降脂的养生菜。

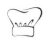

## 芒种养生菜

# 黄精玉竹牛肉汤

补脾益阴，养心安神

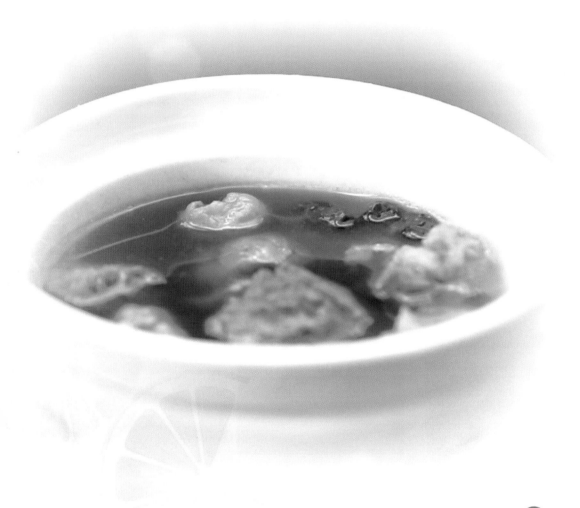

## 做　法

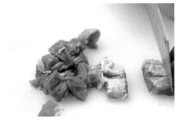

❶改刀：牛肉切块，入锅飞水备用。

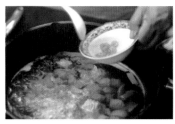

❷入锅：将飞过水的牛肉、大块葱、姜放入锅中，加入 15 克桂圆肉、15 克玉竹、30 克黄精。（桂圆肉、玉竹、黄精提前泡好）

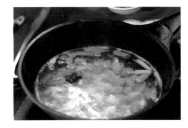

❸调味：加入料酒、食盐、味精和鸡精调味，炖制 1 小时。

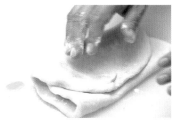

❹面盖：发面团加入少量油和面粉制成面盖。（保证原汁原味，成熟快）

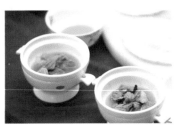

❺入盅：炖好的食材放入盅内。

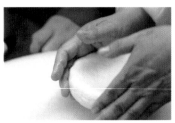

❻盖面盖：盖上面盖。

**做法视频**

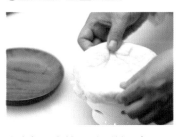

❼入锅：放入蒸锅中蒸 7 分钟即可。

❽出锅：去掉面盖，即可食用。

牛肉抗疲劳，养气补血；桂圆肉养心安神，有温补的功效；玉竹养阴，润燥，清热，生津，止咳；黄精补气养阴，有延缓衰老，美容养颜，乌发的作用。四样食材共用，具有补脾益阴，养心安神之功。本药膳对糖尿病、高血压、冠心病的患者都有很好的调理作用，也适合久病体弱、口渴咽干的人群。

**专家点评**

玉竹属滋阴养气补血之品，其补而不腻，不寒不燥，故有"补益五脏，滋养气血，平补而润，兼除风热"之功，常服玉竹可抗衰老，延年益寿。现代研究发现，玉竹含多糖、玉竹果聚糖、铃兰苷、山奈酚、槲皮素，还有与铃兰苷相似的成分，有增强心搏输出量，使血压缓缓上升及呼吸暂时兴奋的作用。肝火盛、痰湿重的人建议少用。

**趣闻轶事**

黄精是种延年益寿的中药。唐代大诗人杜甫与黄精还有一段渊源。杜甫曾有"扫除白发黄精在，君看他年冰雪客"的名句。杜甫酷爱这种药，他在秦州时，见到太平寺泉水下流，就联想到此地如果开辟一块药圃一定很好，随即赋诗："何当宅下流，余润通药圃。三春湿黄精，一食生毛羽。"黄精不仅具有药用价值，还具有很高的食用价值、经济价值及观赏价值。黄精玉竹牛肉汤，就是以黄精入菜的一款春夏季调补佳方，适合冠心病、高血压患者作为日常调理来食用。

# 夏日杂兴

## 【明】刘基

夏至阴生景渐催，百年已半亦堪哀。
葺鳞不入龙螭梦，铩羽何妨燕雀猜。
雨砌蝉花粘碧草，风塘萤火出苍苔。
细观景物宜消遣，寒落兼无浊酒杯。

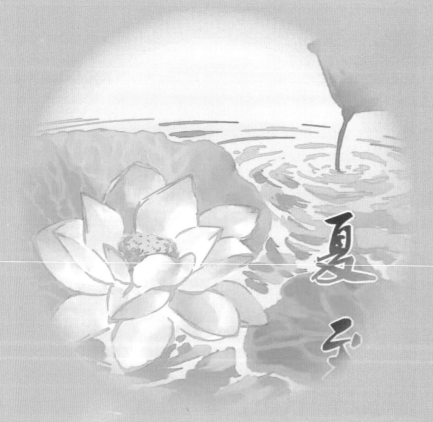

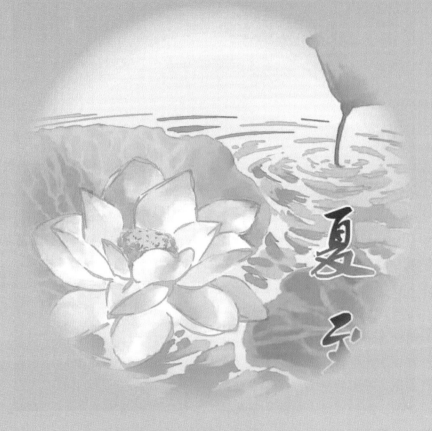

夏至

夏至是二十四节气中的第十个节气，太阳位于黄经90°。时间通常为每年的6月21日或22日。日光直射北回归线，出现「日北至，日长至，日影短至」，故曰「夏至」。夏至日也是一年中正午太阳高度最高的一天。古代历法将夏至分为「三候」：一候鹿角解；二候蝉始鸣；三候半夏生。夏至一阴生，感阴气而鹿角退；雄性的知了在夏至后因感阴气之生便鼓翼而鸣；半夏是一种喜阴的药草，因在仲夏的沼泽地或水田中出生所以得名，这意味着夏天过半了。由此可见，在炎热的仲夏，一些喜阴的生物开始出现，而阳性的生物却开始衰退了。

# 万物皆极致，固表兼补心
## ——夏至话食疗

**饮食习俗** 夏至，古时又称"夏节""夏至节"。古时夏至日，人们通过祭神以祈求灾消年丰。《周礼·春官》载："以夏日至，致地方物魅。"周代夏至祭神，意为清除疫疠、荒年、饥饿和死亡。夏至这天，山东各地普遍要吃凉面条，俗称过水面，有"冬至饺子夏至面"的谚语。烟台莱阳一带夏至日荐新麦，黄县（今烟台龙口市）一带则煮新麦粒吃，儿童们用麦秸编一个精致的小笊篱，在汤水中一次一次地向嘴里捞，既吃了麦粒，又是一种游戏，很有农家生活的情趣。

**饮食养生** 夏季阳气盛于外。从夏至开始，阳极阴生，阴气居于内。孙思邈在《摄养论》中记载"五月，肝脏气休，心正旺，宜减酸增苦，益肝补肾，固密精气，卧起俱早。"所以，在夏至后，饮食要以清泄暑热、益气养血、补心安神为原则，预防和调整阳气散发过盛而引起的气血两虚和由此而引起的五脏六腑的功能失衡。饮食应以清淡为主，多食用些益气、生津的食物，如冬瓜、西瓜、黄瓜、草莓、乌梅、绿豆等。同时老年人、儿童及体质虚弱的患者，不宜食用凉性食物，以免损害脾胃；少食肥甘厚味滋腻之物，以免助湿生痰。

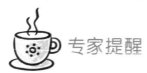 专家提醒

盛夏中，很多人会有乏力和头痛头晕的症状，应尽量避免长时间在高温环境下作业。同时要及时补充水分，多吃新鲜水果蔬菜。女性容易造成尿路感染，预防上要注意经期卫生，加强营养，提高免疫力。由于高温炎热，容易诱发心血管疾病，此类患者不宜贪凉和多吃冷饮。

## 夏至养生菜

# 白芷煎蹋
# 苦瓜

去烦除热，美容养颜

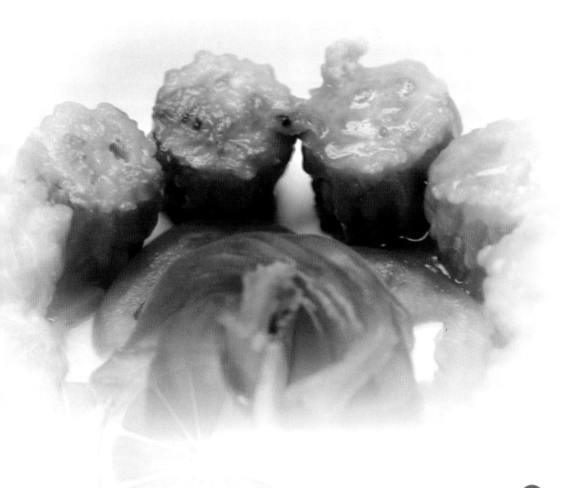

苦瓜2根，
肉馅100克，
白芷15克，
葱、姜末、淀
粉、胡椒粉、
食盐、味精、
白糖、香油、
高汤适量。

## 做 法

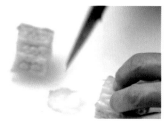

❶改刀：苦瓜切段，用勺子挖去内瓤。

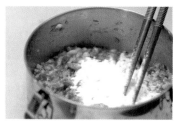

❷调味：肉馅加姜末、味精、胡椒粉、白糖、食盐、料酒、香油和适量水拌匀，加淀粉朝一个方向搅打上劲。

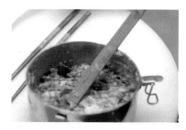

❸调馅：加白芷末，搅拌均匀。

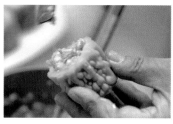

❹装馅：将肉馅填在苦瓜段内。

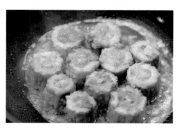

❺入锅：苦瓜两端蘸面粉，入锅煎黄。

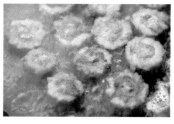

❻调味：在锅里加入料酒、高汤、酱油、胡椒粉、味精、食盐。

## 做法视频

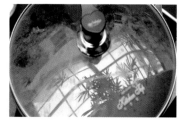

❼焖：苦瓜焖10分钟。

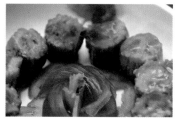

❽出锅：勾芡调味即可。

苦瓜能泄去心中烦热，排除体内毒素，有明显的降血糖作用；白芷祛风燥湿，消肿止痛，能改善局部血液循环，消除色素在皮下组织中的堆积，促进皮肤细胞新陈代谢，有美容作用。本药膳具有清胃热，解热毒之功效，适宜健康与亚健康人群夏季调补。本药膳适用于经常饮酒、嗜食辛辣或肺热内盛而导致面部及背部遍生粉刺或痤疮，口干口渴，手足心热等症状。

## 专家点评

苦瓜味苦，性寒，具有清热解暑，明目，利尿等作用，《本草纲目》中记有"除邪热，解劳乏，清心明目"的功效，《调疾饮食辩》言其"暑月不拘有热无热，宜多食"。苦瓜适宜夏季烦热、口渴多饮，甚者中暑发热时服食。

## 趣闻轶事

白芷最早记载于《神农本草经》中，说白芷能"长肌肤、润泽颜色、可做面脂"，是历代医家都喜欢用的美容药，多用于皇帝、妃嫔、达官贵人与其亲属使用的美容药物中。古方中常用白芷治疗粉刺、酒糟鼻、雀斑以及面部黄褐斑等。

## 夏至养生菜

# 鲤鱼冬瓜羹

发表通阳，利尿消肿

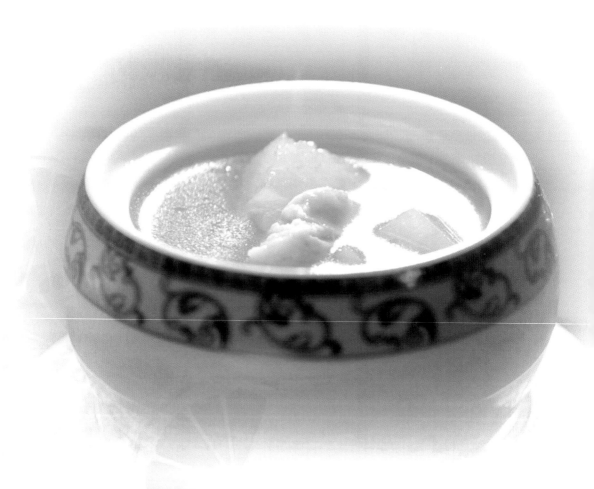

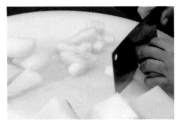

❶去皮切块：冬瓜洗净后，削下冬瓜皮（勿丢），把剩下的冬瓜果肉切成块。（加花刀使冬瓜入味，口感更佳）

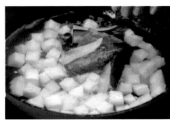

❷焯水：冬瓜和冬瓜皮入锅焯水，焯好后备用。

食材原料

鲤鱼1条，冬瓜 1000 克，鸡蛋2个，葱、姜、蒜适量，高汤、油、料酒、食盐、味精、淀粉适量。

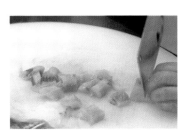

❸改刀：将鲤鱼去鳃、去内脏，洗净，去鱼骨和鱼皮。

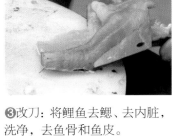

❹改刀：鱼肉切丁。

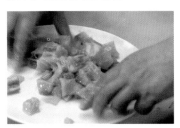

❺调味：鱼肉丁放入食盐、料酒、蛋清和淀粉中抓匀，入锅焯水。

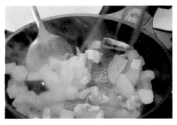

❻入锅：用大块葱、姜、蒜炝锅，加入焯好的冬瓜、冬瓜皮和鱼肉。

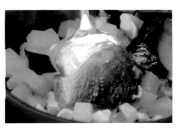

❼调味：加入料酒、食盐、高汤，小火炖半小时左右。

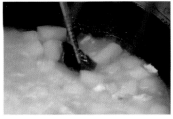

❽出锅：开锅后加入胡椒粉和味精，挑出冬瓜皮和葱姜，即可食用。

做法视频

93

鲤鱼味甘，性平，有利水下气，清热解毒之效；冬瓜性味甘淡而凉，善能清热利水消肿；葱白通阳，共奏行水消肿之功。

**专家点评**

冬瓜味甘、淡，性凉，清热生津，消暑除烦，在夏日服食尤为适宜。冬瓜含维生素 C 较多，且钾盐含量高，是高血压、肾脏病等患者利水消肿的佳品。冬瓜中含丙醇二酸、多种维生素、矿物质，有助于新陈代谢，可加快人体消耗热量的速度。此外，冬瓜能除去人体内多余的水分及脂肪，有助于减肥，可减缓糖类吸收，对缓解糖尿病有益处。

**趣闻轶事**

过年期间，家家户户都少不了的一道菜，就是鱼，吃鱼意味着年年有余、富贵有余、吉庆有余。鱼类肉质细嫩，味道鲜美，营养丰富，古人有"鱼之味，乃百味之味，食之鱼，百味无味"的说法。节假日吃了太多大鱼大肉，往往会感到食欲不振、上火，冬瓜就是很好的解油腻的食材，鲤鱼冬瓜羹就具有健脾解腻之功。

# 小暑六月节

## 【唐】元稹

倏忽温风至，因循小暑来。

竹喧先觉雨，山暗已闻雷。

户牖深青霭，阶庭长绿苔。

鹰鹯新习学，蟋蟀莫相催。

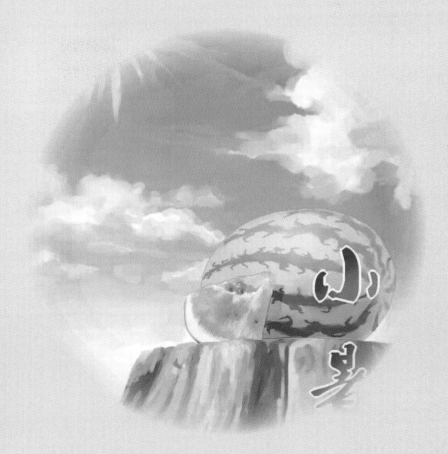

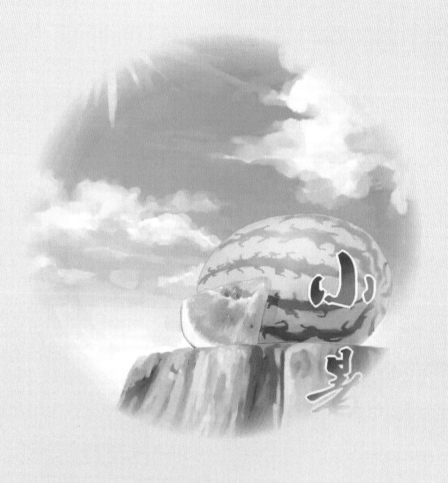

**气候特点　小暑是农历**

二十四节气的第十一个节气，夏季的第五个节气。太阳位于黄经105°。时间通常为每年的7月7日或8日。暑，表示炎热的意思，小暑为小热，意指天气开始炎热，但还没到最热。古代历法将小暑分为『三候』：一候温风至；二候蟋蟀居宇；三候鹰始鸷。小暑时节大地上便不再有一丝凉风，而是所有的风中都带着热浪。蟋蟀此时还在穴中面壁，不能出穴飞，老鹰因地面气温太高而在清凉的高空中活动。

# 小暑天已热，预防伏天热
## ——小暑话食疗

饮食习俗　"小暑大暑，上蒸下煮"，小暑的到来，意味着即将进入三伏天。民间很多地方有小暑时节"食新"的习俗。农民会用新米做好饭，供祀五谷大神和祖先，祈求秋后五谷丰登。伏天民谚有"头伏饺子、二伏面，三伏烙饼摊鸡蛋"。民间头伏吃饺子是传统习俗，徐州人入伏则吃羊肉，称为吃伏羊。这种习俗可上溯到尧舜时期，在民间有"彭城伏羊一碗汤，不用神医开药方"之说法。

饮食养生　我国古代的气象学称这一时段为长夏。长夏在五脏属脾，最大的特点是湿气太重。脾最怕湿邪来犯，受"湿邪"的侵袭容易出现四肢无力、精神萎靡、脾胃不和、恶心出汗、手足水肿、大便稀溏等症状。《千金要方·养性序》中记载"不欲极饥而食，食不过饱；不欲极渴而饮，饮不过多。饱食过多，则结积聚，渴饮过多，则成痰澼。"因此饮食应适当清补，注重膳食营养的多样化，饮食以适量为主，过饱过饥均容易导致气血脾胃的损伤、虚弱乏力等。在饮食上要清淡，少食油腻，多吃些解暑健脾的食物。夏季受气温影响，汗液较多，适当食用酸味食物，如柠檬、乌梅、山楂、菠萝、葡萄、猕猴桃等，既可祛湿止泻，又可生津解暑。

 专家提醒

高温天气容易导致中暑，夏季养生注重预防中暑，清利湿热。夏季疾病预防的重点是消化道疾病，过食生冷寒凉的食品易导致腹痛、腹泻等疾病。同时，此时季节湿热加之天气闷热，人体脾胃均会不同程度上受到影响，导致出现恶心呕吐、肠胃不适、体虚乏力等症状。

## 小暑养生菜

### 八宝葫芦鸭

食疗功效

养心安神，滋阴润燥

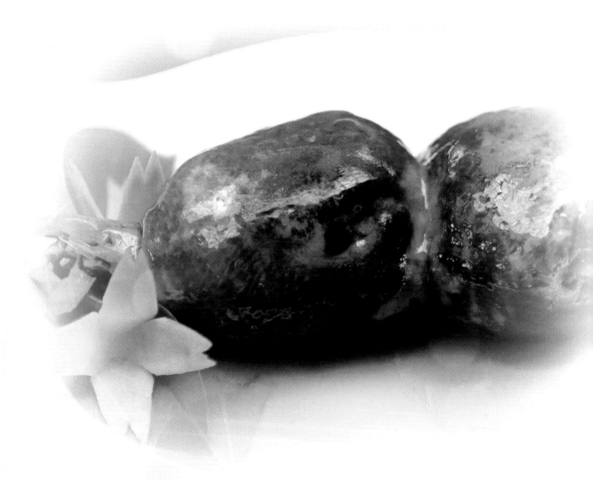

## 做　法

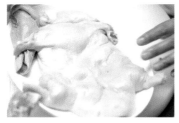

❶去骨：整鸭泡好后，进行整鸭除骨，保持鸭皮不破。

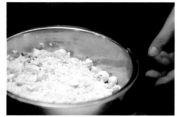

❷浸泡：糯米、莲子洗净，提前用水泡5小时。

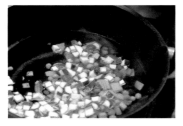

❸改刀，焯水：栗子、火腿、海参、冬笋、香菇依次切丁，焯水备用，葱、姜切末。

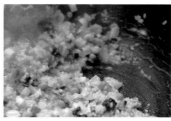

❹入锅：葱、姜炝锅，加入焯过水的配料及糯米、莲子，翻炒后加料酒、食盐、白糖、酱油炒至入味。

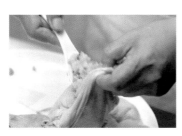

❺封口、装料：将鸭皮一端缝合，另一端装炒好的配料，装满后用针线封口，露出鸭嘴。

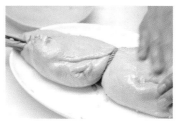

❻造型、调色：用绳子绑成葫芦形，表皮涂满蜂蜜上色。

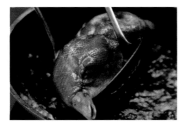

❼入锅：用热油炸至上色后，再用葱、姜炝锅，加高汤及鸭子炖40分钟。

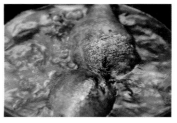

❽出锅：另起锅加入蒸鸭子的汤勾芡，浇在鸭子上即可。

### 食材原料

肥鸭1只，糯米500克，海参1只，香菇50克，莲子70克，冬笋50克，青豆50克，栗子60克，火腿50克，葱、姜、食盐、味精、酱油、胡椒粉适量，料酒20克，白糖20克，高汤、蜂蜜适量。

### 做法视频

## 药膳功用

鸭肉健脾补虚，滋阴养胃，利水消肿；莲子健脾益肾；糯米健脾暖胃；香菇补肝肾；栗子养胃健脾，补肾强筋。八种食材合用具有养心安神，滋阴润燥，健脾养胃之功。本药膳适宜健康与亚健康人群四季滋补，可防治身体虚弱、气血不足、产后及病后体虚、少年儿童生长育迟缓等病症。

## 专家点评

糯米又叫江米，是人们经常食用的粮食之一。因其香糯黏滑，常被用以制成风味小吃，深受大家喜爱。糯米是一种温和的滋补品，有补虚、补血、健脾暖胃、止汗等作用。糯米煮熟后黏性很强，光泽明亮，不易回生，口感油润滑腻。由于糯米吸水率低，胀性小，一般不用作主食，常用于制作糕点、小吃等。

## 趣闻轶事

八宝鸭早在清朝就已经出现。《调鼎集》和《桐桥倚棹录》都记载了"八宝鸭"一菜及其制法。江苏是此菜的发源地，后来在流传与演变过程中江苏菜、鲁菜、川菜等菜系都形成了自己独特的烹制方法。此菜的重点是以整鸭脱骨技法去鸭骨，要保持鸭皮不破。在鸭腹内酿入八种馅料，精工制成葫芦形。鸭肉鲜嫩，馅心糍糯疏散，滋味咸鲜香醇。

## 小暑养生菜

# 残灯豆腐

**食疗功效**

调理肠胃，降脂减肥

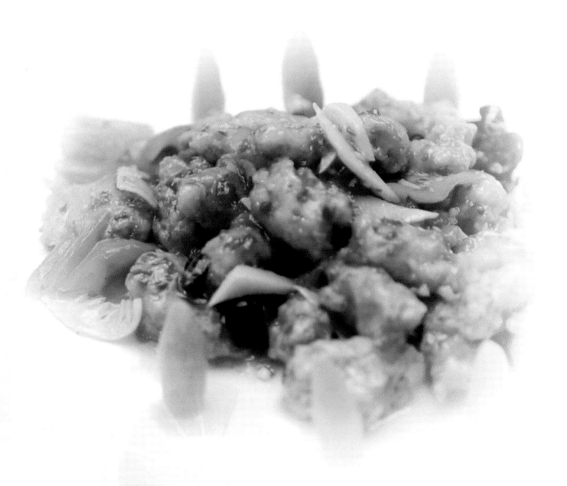

### 食材原料

豆腐300克，
猪肉馅100克，
葱、姜、冬笋、
木耳、青椒、
海米、胡萝卜
适量、食盐、
味精、料酒、
淀粉、鸡蛋、
白糖、辣椒酱、
高汤适量。

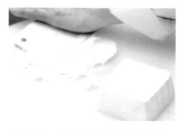

❶压泥：将豆腐切片压成泥，加入肉馅。（最好用卤水豆腐）

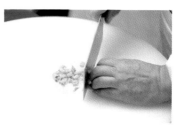

❷改刀：海米、葱、姜切末。

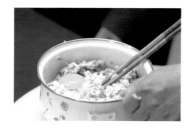

❸调味：豆腐泥加入葱末、姜末、海米末，再加料酒、食盐、味精调味，加淀粉和鸡蛋搅拌均匀。

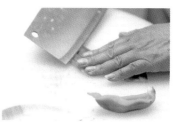

❹改刀：冬笋、青椒、木耳切片。（冬笋水煮5~10分钟去除草酸，木耳以秋耳为佳）

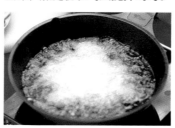

❺入锅：用手将搅拌均匀的豆腐泥抓成猫爪丸子，入锅炸至色泽金黄即可出锅。

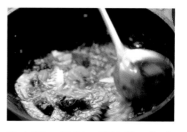

❻入锅：用葱、姜炝锅，加入切好的冬笋、青椒和木耳，再加辣椒酱、料酒、高汤、白糖、味精调味，水淀粉勾芡。

### 做法视频

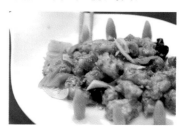

❼出锅：炸好的豆腐丸子放入锅中，翻炒均匀即可出锅。

❽摆盘：将胡萝卜切成火苗形点缀摆盘。

豆腐是素菜中的佳品，富含钙和蛋白质，肉馅搭配豆腐，促进优质蛋白的吸收；冬笋降脂减肥，清理肠道；海米促进阳气生发。本药膳是日常调理肠胃、降血脂的佳方。高血压、动脉硬化、高脂血症患者可以适当选用此款药膳。

## 专家点评

豆腐性凉，味甘，含蛋白质、脂肪、碳水化合物、粗纤维、钙、磷、铁等。豆腐中含有豆固醇，可减少胆固醇的吸收，所含磷脂可促进胆固醇代谢及预防大脑老化，是我国居民膳食中优质蛋白质的重要来源。

## 趣闻轶事

这道菜与清朝名臣姚启圣有关。据传姚启圣到了告老还乡的年纪，接到圣旨后返归故里。在返乡的路上，他坐在船上闷闷不乐，回想起官场际遇心潮起伏，因而食欲不振，茶饭不思。这天船家端上一盘菜和酒，请他用膳，姚启圣随便吃了几口菜，感觉很好吃，就问船家这道菜叫什么名字。船家回答说叫"残灯豆腐"。姚启圣很好奇，便问有何寓意，船家说："您看这油灯的灯油已所剩无几，灯焰也没那么光亮了，人都有老的时候，年纪大了，精力不足了，应该回家休息了。"姚启圣闻听心内豁然开朗，明白这是船家以菜相劝，心结既开，就高兴地唱起歌来。后来这件事传到宫中，每有大臣谢任时，残灯豆腐就成了必上的一道菜。

# 大 暑

【宋】曾几

赤日几时过，清风无处寻。

经书聊枕籍，瓜李漫浮沉。

兰若静复静，茅茨深又深。

炎蒸乃如许，那更惜分阴。

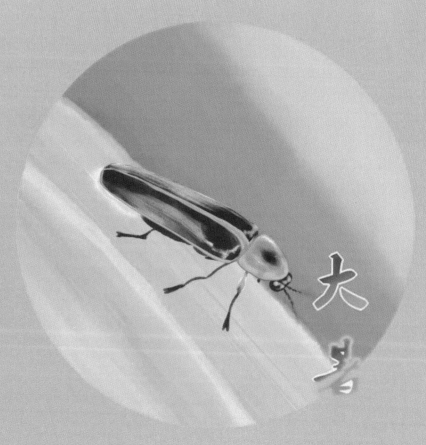

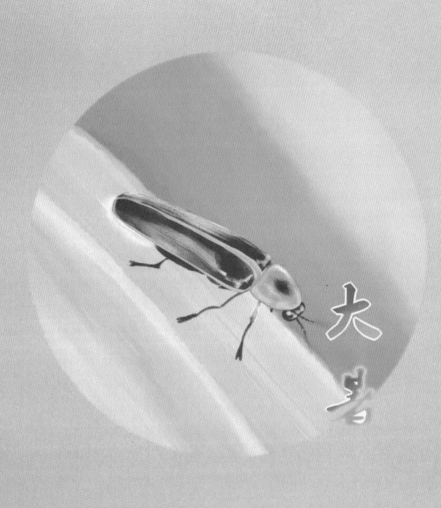

大暑

气候特点 大暑是农历二十四节气中的第十二个节气，太阳位于黄经120°。时间通常为每年的7月22日或23日。正值中伏前后。这一时期是我国广大地区一年中最炎热的时期，但也有反常年份，『大暑不热』，雨水偏多。

古代历法将大暑分为『三候』：一候腐草为萤；二候土润溽暑；三候大雨时行。世上萤火虫约有两千多种，分水生与陆生两种，陆生的萤火虫产卵于枯草上，大暑时，萤火虫卵化而出，所以古人认为萤火虫是腐草变成的。二候是说天气开始变得闷热，土地也很潮湿；三候是说时常会有大的雷雨出现，大雨使暑湿减弱，天气开始向立秋过渡。

# 长夏暑气盛，防暑又防湿
## ——大暑话食疗

    **饮食习俗**  广东有大暑吃仙草的习俗。仙草又名凉粉草、仙人草。由于其神奇的消暑功效，被誉为"仙草"。民谚：六月大暑吃仙草，活如神仙不会老。古时候，很多地方的农村都会在村口的凉亭里放些茶水，免费给来往路人喝。这种由金银花、夏枯草、甘草等十多味中草药煮成的茶水，有清凉祛暑的作用。山东不少地区有在大暑到来这一天"喝暑羊"（即喝羊肉汤）的习俗。这一天，家家户户嫁出去的闺女和结了婚的儿子都要回父母家，杀上一只羊，做上一锅凉面条，全家人一起喜气洋洋喝羊汤，吃面条，热热闹闹过大暑。

    **饮食养生**  大暑时正值中伏，地之湿气上蒸，蒸气乱于肠胃之间，出现脾胃不和、身热、便溏、脘腹胀满症状。孙思邈在《摄养论》中记载"六月，肝气微，脾脏独旺，宜减苦增咸，节约肥浓，补肝助肾，益筋骨"。此时脾脏代谢旺盛，肝肾处于衰弱状态。大暑时节养生应注重补益肝肾、润肺清心。饮食上以清热解暑为主，宜少用苦味多用咸味，以滋补肝肾。根据大暑暑热湿盛的特点，要健脾、益气、除湿，可选择的食物有兔肉、粳米、薏苡仁、绿豆、芝麻、山药、海参、海带、松子、莲子、菠萝、杨梅、西瓜、蜂蜜等。禁食生冷寒凉的食物及辛辣香燥的食物。

 专家提醒

    大暑正处于高温的环境中，人体内的体温调节容易失衡。食物变质腐败加速，各类蚊虫也成为疾病的主要传播途径，故在大暑时节易出现中暑、热中风、肠道传染病等疾病。此节气也是心血管疾病、肾脏及泌尿系统疾病的易发期，所以这些患者此时要做好身体的保养，在饮食上要清淡而且营养丰富。除此之外，还要保持愉快的心情，充足的睡眠。

## 大暑养生菜

# 玫瑰五花糕

行气解郁，疏风解毒

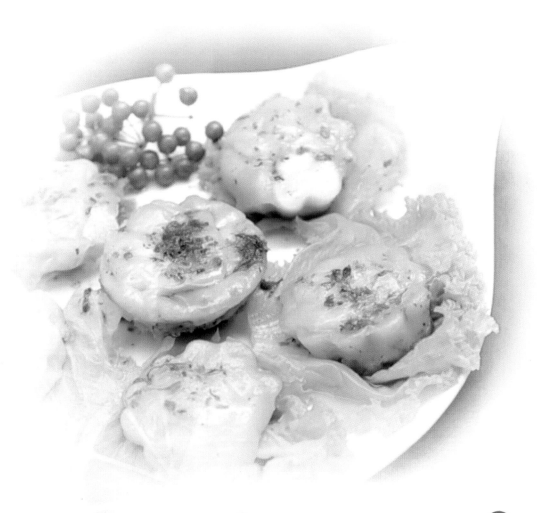

## 做 法

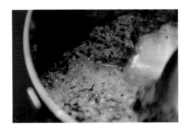

❶破壁：将玫瑰花、红花、鸡冠花、凌霄花、野菊花泡半小时，用破壁机粉碎备用。

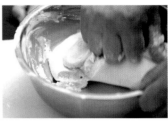

❷和面：白糖用水化开，按1：1加入大米粉与糯米粉和匀。

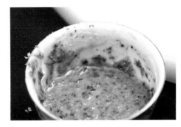

❸配制：五花馅加入白糖、糯米粉、大米粉各20克，拌匀。

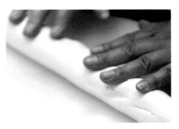

❹揉面：面团揉出光面。

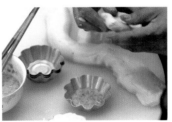

❺制作：五花粉馅放入模具底部，再加一块面团，边缘按平。

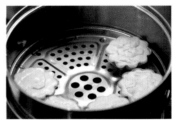

❻入锅：模具放入蒸锅内，蒸10分钟。

### 做法视频

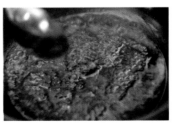

❼调汁：白糖加五花粉调汁。

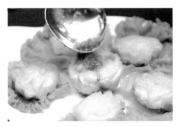

❽摆盘：将调好的汁淋在五花糕上即可。

玫瑰花，《食物本草》称其"主利肺脾、益肝胆、辟邪恶之气，食之芳香甘美，令人神爽"，为方中主料；红花、凌霄花、鸡冠花活血化瘀，野菊花清热解毒；大米粉、糯米粉补益中气。以上诸味合用，则能活血解毒，消瘀积，洁颜面，久服则精神气爽。又因花乃轻清之品，易上扬头面，故用于面部及身体上部皮肤疾患更为相宜。本药膳适用于肝气郁结所致的情志不舒、胸中郁闷、面上雀斑、黄褐斑、脉弦等。

**专家点评**

玫瑰花是一种珍贵的药材。玫瑰花含有挥发油，其成分是香茅醇、丁香油酚，还含槲皮苷、鞣质、脂肪油、有机酸等，具有抗心肌缺血、改善微循环、抗氧化、解毒等作用。对于心脑血管疾病、高血压、心脏病及妇科疾病患者有显著疗效。气虚、血虚患者，以及经期、孕期、哺乳期女性忌用。

**趣闻轶事**

本药膳原名凉血五花汤，出自《赵炳南临床经验集》。赵老有一个理论叫"众花皆生，悬浮独降"，意思是所有花都往上走，只有悬浮花往下降。古代人们已经用花进行美容了。如《红楼梦》第七回有一个药——冷香丸，采用春天的白牡丹、夏天的白荷花、秋天的白芙蓉花、冬天的白梅花，用冬天的雪水做成药丸，用以美容，以白治白，以色治色。玫瑰五花糕是在凉血五花汤基础上加上大米粉、糯米粉，制成米糕，使之更加易于食用，对颜面皮肤有很好的保健治疗作用。

## 大暑养生菜

### 奶汁烤鲑鱼

**食疗功效**

健脾养胃，补气养血

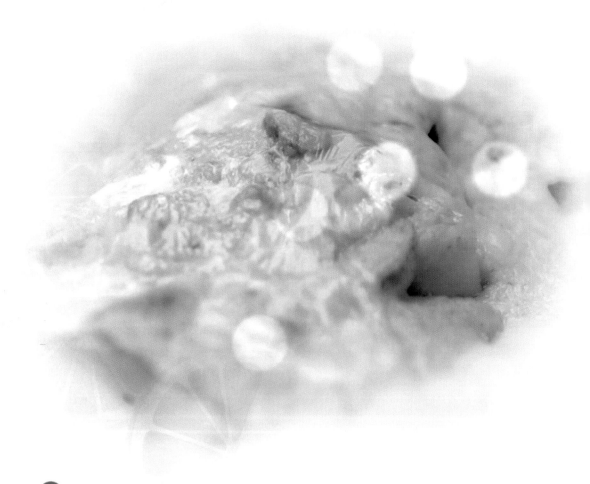

## 做法

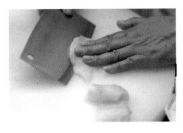

❶改刀：鲑鱼洗净，去头、尾、小刺，<u>鱼肉斜刀片成大片</u>，两面撒上食盐、胡椒粉稍腌。

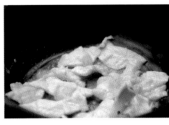

❷油煎：煎盘内油烧至六成热，将鱼片沾上面粉，煎至金黄色取出。

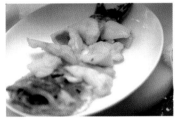

❸过油摆型：鱼头和鱼尾过油定型，将煎好的鱼片码在中间。

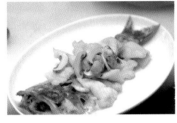

❹改刀：口蘑用盐水煮后，切小片，码在鱼肉上。

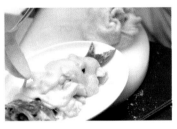

❺炒奶汁：锅内加黄油、少量面粉，搅至无疙瘩后加牛奶，再加食盐、胡椒粉、白糖调味，炒好后浇在鱼肉上。

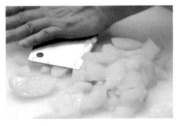

❻压泥：土豆蒸好后压泥，加黄油、白糖、色拉油、面粉拌匀。

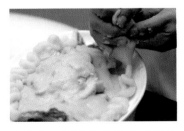

❼裱花：用裱花袋将土豆泥挤在盘边。

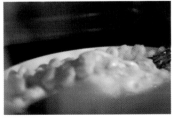

❽烤制：鱼肉表面挤点奶酪，放入烤箱中，烤制30分钟即可。

### 食材原料

鲑鱼1条（约1000克），口蘑10克，土豆500克，牛奶500克，奶酪15克，面粉25克，黄油50克，蛋黄30克，食盐、味精、白糖、胡椒粉适量。

### 做法视频

鲑鱼为虚劳食疗佳品，肉质细嫩，味道鲜美，营养丰富，具有补五脏，健脾胃，养气血之功；口蘑是一种较好的减肥美容食品，有宜肠益气，散血热，理气等功效；土豆增加健脾养胃之力。本药膳适宜健康与亚健康人群四季滋补，尤其适合夏季调补，可防治面黄无华、神疲乏力、消化吸收不良、久病体虚等病症。

## 专家点评

鲑鱼肉质细嫩丰满，肥厚鲜美，少刺，为鱼中之上品。明朝医学家李时珍将鲑鱼誉为"水豚"，意指其味鲜美如河豚。鲑鱼富含人体必需的八种氨基酸，可补五脏、益脾胃、充气胃、疗虚损。鲑鱼因无肌间刺，为小孩和老年人理想的高蛋白、低脂肪的保健食品。

## 趣闻轶事

哈尔滨是我国最早传入西餐的城市之一，是我国西餐的发源地，尤其以俄式大菜闻名于世。19世纪末，中东铁路勘探队和大批俄国工程技术人员，将俄式西餐带入了哈尔滨，从那时算起，哈尔滨西餐已经有120余年的历史。奶汁是俄式大菜中最常用的汤汁之一，主要用来制作奶汁类菜肴，如奶汁桂鱼、奶汁肉丝、烤奶汁肉饼。

# 秋季施膳

　　《素问·四气调神大论》中记载："秋三月，此谓容平，天气以急，地气以明。早卧早起，与鸡俱兴，使志安宁，以缓秋刑，收敛神气，使秋气平，无外其志，使肺气清，此秋气之应，养收之道也。"秋季天气由热转凉，进入了"阳消阴长"的过渡阶段。此时人体也应该顺应自然界的变化，注重保养阴气。正如《黄帝内经》中所记载的"秋冬养阴"。秋冬之际养收气、养藏气，以适应自然界阴气渐旺的规律，为来年的阳气生发打下基础，不应耗精而伤阴。

## 食养原则

- 秋季食养应遵循甘润养肺，少辛增酸，多吃粥食，兼顾脾胃。
- 秋季饮食的原则是以"甘平为主"，即多吃有清肝作用的食物。
- 秋季气候渐冷，瓜果也不宜过多食用，以免损伤脾胃的阳气。
- 忌多吃补药补品，如人参、鹿茸。

## 宜食食物

　　秋季以润燥为食养的主要原则，适宜食用的食物如下。

- 红枣：有健脾胃、补气血、生津液的作用，是滋阴润燥、益肺补气的清补食品。
- 芡实：俗称鸡头米，是秋后水生植物的果实。有补脾肾、祛暑湿、止遗泄的滋养强壮作用，最宜秋季服食。肾虚脾虚之人，如遗精、遗尿、多尿或尿频，或妇人带下，或大便溏薄之人，食之更佳。
- 百合：有补肺润肺、清心安神、消除疲劳和润燥止咳的作用。
- 核桃：有补肾固精、温肺定喘、益气养血、润燥润肠的作用。每年三秋的白露前后，核桃新上市，食之最佳。

● 银耳：有润肺补肺、生津润燥、益气养阴、补脑强心、提神益智、滋养肌肤、健肾益胃的功效。入秋以后，凡肺虚体弱、干咳气短、皮毛憔悴之人，以及患"秋燥症"之人，食之最为有益。

● 花生：有润肺补肺之功，适宜秋燥干咳或肺燥咳嗽时服食。

● 藕：生藕甘寒，能清热、生津、止渴；熟藕甘温，能健脾、开胃、益血。故有"暑天宜生藕，秋凉宜熟藕，生食宜鲜嫩，熟食宜壮老"之说。

● 燕窝：有养阴润燥、益气补虚的作用。秋燥或肺燥，食之最为宜，实为清补上品。

● 栗子：甘温，有健脾养胃、补肾强筋的作用。每年八九月间，栗子成熟上市。

# 立 秋

【宋】刘翰

乱鸦啼散玉屏空，
一枕新凉一扇风。
睡起秋声无觅处，
满阶梧桐月明中。

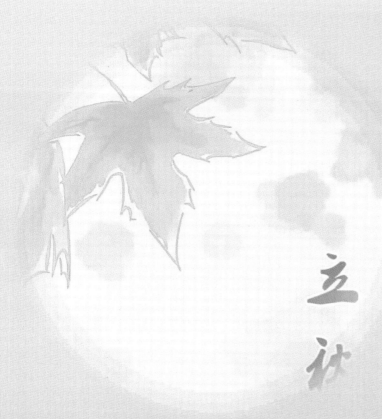

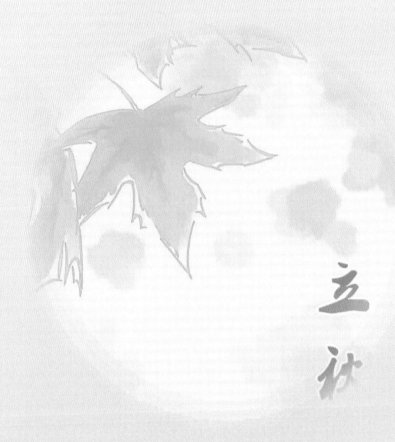

立秋

气中的第十三个节气，是秋天的第一个节气。太阳位于黄经135°。

时间通常为每年的8月7日或8日。『秋』就是指暑去凉来。到了立秋，草木开始结果，到了收获季节。古代历法将立秋分为『三候』：一候凉风至；二候白露生；三候寒蝉鸣。是说立秋过后，刮风时人们会感觉到凉爽，此时的风已不同于暑天中的热风；接着，大地上早晨会有雾气产生；并且秋天感阴而鸣的寒蝉也开始鸣叫。

秋季是天气由热转凉，再由凉转寒的过渡性季节。

116

# 立秋凉风至，收敛亦舒展
## ——立秋话食疗

饮食习俗  立秋，民间素有"贴秋膘"一说。吃味厚的美食佳肴，"以肉贴膘"。普通百姓家吃炖肉，讲究一点的人家吃白切肉、红焖肉，以及肉馅饺子、炖鸡、炖鸭、红烧鱼等。在山东，立秋的风俗是包饺子，老百姓都称之为"咬秋"。大多数人家会在立秋时刻过后，剁肉馅包饺子，全家人围在一起"咬秋"。江南地区在立秋这天要"啃秋"，也就是吃西瓜。唐宋时期，义乌有在此日用秋水服食赤小豆的风俗。取七粒至十四粒赤小豆，以井水吞服，服时要面朝西，这样据说可以一秋不犯痢疾。

饮食养生  立秋后阳气转衰，阴气日上，自然界由生长开始向收藏转变，也是人体阴阳代谢出现阳消阴长的过渡时期。《素问·脏气法时论》说："肺主秋……肺收敛，急食酸以收之，用酸补之，辛泻之"。肺为"娇脏"，喜润而恶燥。酸味收敛肺气，辛味发散泻肺。秋天宜收不宜散，应适当增食酸味食物的摄入，减少辛味食物来降肺气，故少食用葱、蒜、姜、韭菜、辣椒等温燥辛味的食物，多食酸味食材，如柠檬、山楂、芒果、石榴、柚子、葡萄、番茄。在立秋之后，为燥金当令，天气干燥，极易伤津耗液，故秋后食养应同时注重滋阴润肺，生津润燥，多食用一些滋阴润燥的食物，如银耳、芝麻、蜂蜜、甘蔗、豆浆、燕窝等食物，以达到防治秋燥伤阴的目的。

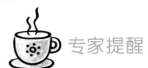 专家提醒

在秋夏之季最常见的传染病是疟疾。疟疾是由疟原虫经蚊子叮咬传播的传染病，出现寒战、高热等症状。最好的预防方法是灭蚊、防蚊咬。立秋后小儿易发秋季腹泻。秋季腹泻是由轮状病毒感染引起的婴幼儿腹泻。预防上要注意孩子腹部保暖，在饮食上要多吃健脾胃、养胃的食材，忌偏食及饮生水。注意饭前便后洗手，以防病从口入。

# 鲤鱼三献

**食疗功效**

开胃健脾，利尿消肿
止咳平喘，下乳安胎

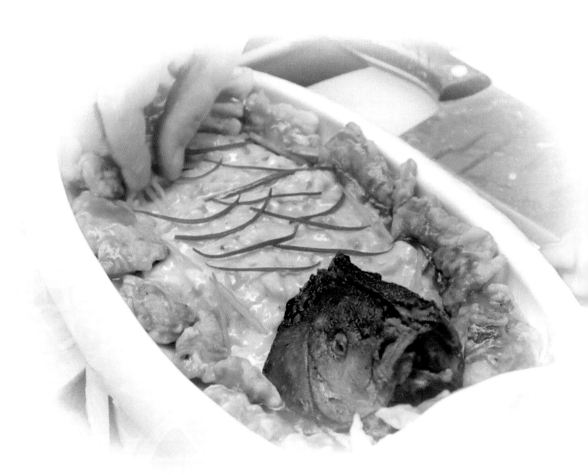

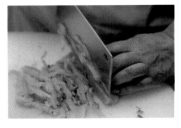

❶改刀：将鲤鱼头切下，从中间劈成两半，鱼肉去皮，尾部片成瓦块片，厚处切成鱼丝。

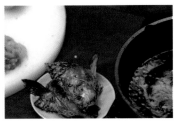

❷入锅：鱼头抹蜂蜜，入油锅炸至金黄色。

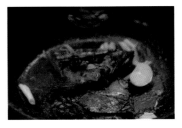

❸入锅：葱、姜、蒜炝锅，放入炸好的鱼头，加酱油、高汤、花椒、大料、白糖、白醋，炖一个半小时。

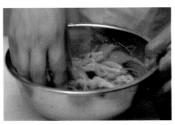

❹上浆：鱼丝加料酒去腥，再加蛋清、水淀粉、5克茯苓粉，搅拌均匀。

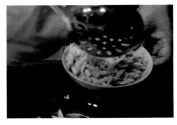

❺入锅：上好浆的鱼丝入温油锅炸至变色后捞出。

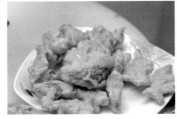

❻上浆油炸：鱼片加蛋黄、淀粉、少量食盐拌匀，鱼片热油下锅，炸至金黄色捞出。

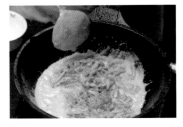

❼入锅：葱姜炝锅后加菊花水、牛奶，再加白糖、食盐、水淀粉、胡椒粉调味，倒入鱼丝翻炒。

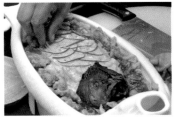

❽摆盘：将炒好的鱼丝放在盘中，四周摆上炸好的鱼瓦块，然后勺内加入番茄酱，勾成汁，浇在鱼上即可。

**食材原料**

大鲤鱼1条，鸡蛋4个，牛奶1袋，白糖60克，白醋30克，酱油、番茄酱、淀粉各20克，茯苓粉、菊花、花椒、大料、葱、姜、蒜、红辣椒、食盐、味精、高汤、蜂蜜适量。

**做法视频**

鲤鱼性平，味甘，入脾、肾经，具有开胃健脾，利尿消肿，清热解毒，止咳平喘，下乳安胎之功。本药膳适合产后进补，对于调节胎动不安也有很好的辅助治疗作用，亦是冠心病患者保健强身的调理药膳。

**专家点评**

鲤鱼的脂肪多为不饱和脂肪酸，能很好地降低胆固醇，可以防治动脉硬化、冠心病，有补脾健胃、利水消肿、明目的作用。中医学认为，鲤鱼各部位均可入药。鲤鱼皮可治疗鱼梗；鲤鱼血可治疗口眼歪斜；鲤鱼汤可治疗小儿生疮；用鲤鱼治疗怀孕妇女的浮肿，胎动不安有特别疗效。

**趣闻轶事**

全鱼宴又名百鱼宴，因选用鱼类水产品为主要原料，运用多种刀工和烹调方法制作成500多道菜肴而得名，关于全鱼宴，有文人墨客留下这样的诗句："鲤鱼呈三献，戏珠武二龙。独怜清炖美，鲜嫩醉秋风。"其中"鲤鱼呈三献"说的就是这道菜——鲤鱼三献，它香酥可口，是秋季进补的佳品。

# 地黄红烧鸭

食疗功效

滋阴生津，清热凉血
清肺补血，养胃消肿

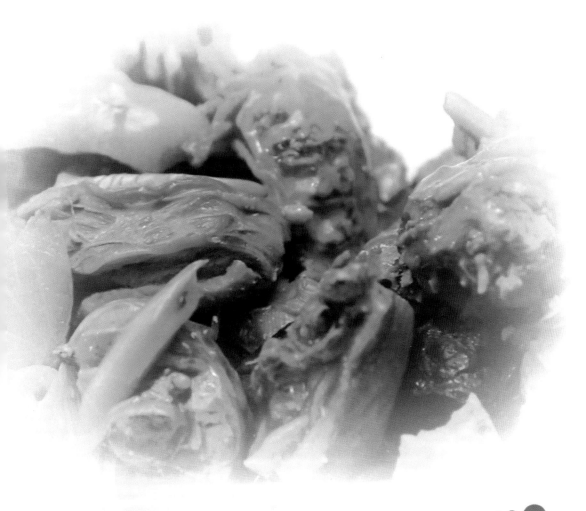

## 食材原料

光鸭1只，干地黄片20克，生姜片、葱、八角、桂皮、豆蔻、香叶、老抽、生抽、料酒、食盐、蚝油、麻油、五香粉、酱油各适量。

## 做法视频

# 做 法

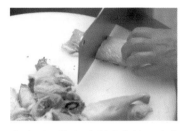

❶改刀：将光鸭剁成大块。（鸭子选择表面光滑、脂肪丰富的光鸭）

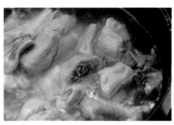

❷飞水：切好的鸭块飞水备用。

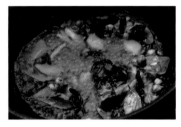

❸入锅：用葱、生姜片炝锅，加入八角、香叶和白蔻翻炒，再加入生地黄泡的水。

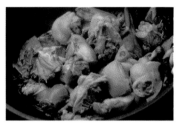

❹入锅、调味：鸭肉入锅翻炒，加入蚝油、料酒、生抽、老抽、酱油调味，炒至颜色微黄，加入食盐和味精。

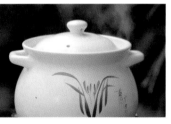

❺入锅：炒好的鸭肉倒入砂锅，加鸡汤。

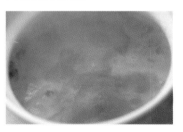

❻炖制：开锅后加入桂皮，炖制1小时。

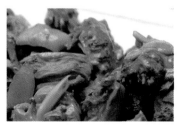

❼去料：炖好后挑出地黄和香料。

❽勾芡：用原汤和水淀粉勾芡，浇在鸭肉上即可。

地黄有滋阴凉血的功效，与寒凉的鸭肉配伍，更适宜秋季燥热体质的人食用。本药膳适宜健康与亚健康人群秋季滋补，可防治阴虚低热、盗汗、便秘、肺热咳嗽、阴虚失眠等病症，也适宜秋燥咳嗽、气虚头晕、糖尿病、结核病、习惯性便秘、自主神经紊乱患者食用。

## 专家点评

据《本草纲目》记载，鸭肉味甘微咸，性偏凉，入脾、胃、肺及肾经，具有"滋五脏之阴，清虚劳之热，补血行水，养胃生津，止咳息惊"之功效。鸭肉含蛋白质、脂肪、碳水化合物、各种维生素及矿物质等，经常食用除能补充人体必需的多种营养成分外，还可保健强身。作为一种温补食材，鸭肉既能滋阴补虚，又能清肺火，止热咳。腹痛便溏，大便不成形者忌食。

## 趣闻轶事

慈禧太后对饮食的讲究在历史上是十分有名的。据史书记载，负责慈禧个人饮食的寿膳房，共由108间房屋组成，占有八个院落，厨师足足有128人。在众多的美食中，慈禧太后对鸭肉似乎情有独钟，新发现的一份咸丰十一年十月初十晚膳的慈禧食单，20多道菜式中，鸭肴就有"燕窝如字八宝鸭子"等七种。日常饮食中，焖蒸鸭子、清炖鸭子、烤鸭、鸭舌、鸭掌、鸭肝、鸭肠都是慈禧太后喜爱的食物。地黄红烧鸭具有清肺补血，养胃消肿的作用，对于气虚头晕、习惯性便秘也有很好的调理作用。

# 处暑后风雨

## 【宋】仇远

疾风驱急雨，残暑扫除空。
因识炎凉态，都来顷刻中。
纸窗嫌有隙，纨扇笑无功。
儿读秋声赋，令人忆醉翁。

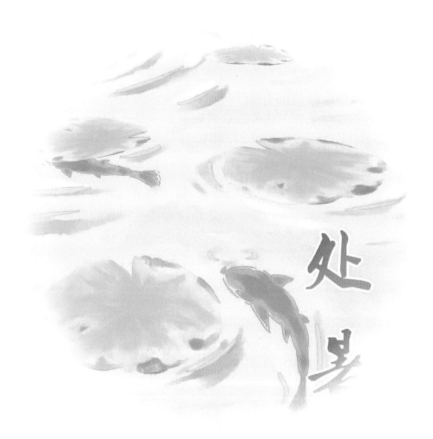

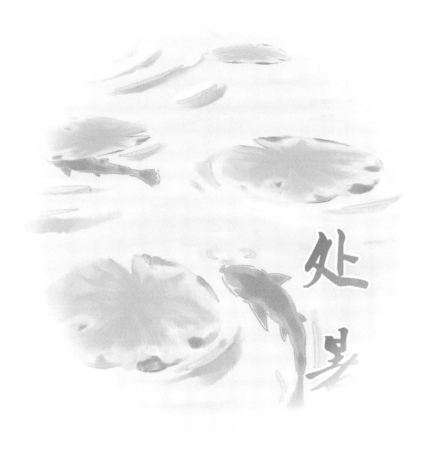

气候特点　处暑是二十四节

气中的第十四个节气。太阳位于黄

经150°，时间通常为每年的8月

23日或24日。『处』为结束的意思，

指暑气即将结束，天气将变得凉爽

了。由于正值秋收之际，降水十

分宝贵。古代历法将处暑分为『三

候』：一候鹰乃祭鸟；二候天地始

肃；三候禾乃登。此节气中老鹰开

始大量捕猎鸟类；天地间万物开

始凋零；『禾乃登』的『禾』指的

是黍、稷、稻、粱类农作物的总称，

『登』即成熟的意思。

# 暑气将散去，注意防秋凉
## ——处暑话食疗

**饮食习俗**　民间有处暑吃鸭子的传统，鸭肉味甘、咸，性凉，具有滋阴养胃，利水消肿的作用，适合夏季食用。鸭子的做法五花八门，有白切鸭、柠檬鸭、子姜鸭、烤鸭、荷叶鸭、核桃鸭等。老福州的生活习俗是，在处暑的时候要吃龙眼配稀饭，因为夏天的时候天气比较热，人体消耗了很多的热量，吃龙眼能补充热量。自唐朝以来就盛行煎药茶的习俗，每当处暑期间，家家户户有煎凉茶的习惯，先去药店配制药方，然后在家煎茶备饮，意谓入秋要吃点"苦"，凉茶在清热、祛火、消食、除肺热等方面颇有好处。

**饮食养生**　处暑的节气正是处于由热转凉的时期，饮食养生也应顺应气候、节气的变化。从春夏的养阳逐渐过渡到秋冬的养阴时期，人体经历了整个炎暑夏日，热邪聚积于体内，故此时调整好脾胃，有利于人体将夏日积聚的湿热排出。饮食上不宜大量进补，否则会加重脾胃的负担，而导致消化功能的紊乱。多食用些滋阴润燥的食物，以避免燥邪伤津，不吃或少吃辛辣烧烤的食物（如花椒、生姜、桂皮、辣椒），多食用富含维生素的食物（如茄子、马铃薯、梨），多食用碱性食物如苹果、海带及新鲜蔬菜。适量增加优质蛋白的摄入，如乳制品、鸡蛋、海鱼、豆制品、瘦肉。同时应多喝水，以保持肺脏与呼吸道的正常湿润度，还可以多食用一些莲子、百合、蜂蜜、山药等清补之品，以顺应肺脏的清肃之性，尽量少吃或不吃油炸、油煎、热量极高的食物，如炸鸡腿、炸花生、薯条。

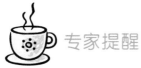 专家提醒

处暑时节昼夜温差较大，下雨前气温闷热，下雨后气温偏凉，注意不要过早地增加衣物，特别是儿童，适当接受凉爽的刺激有助于锻炼耐寒的能力。同时，空气湿度逐渐下降，气候逐渐变干燥，此时病邪极易从口鼻侵入，初起即有津干气燥的症状，如声音沙哑、鼻咽干燥、鼻敏感、干咳少痰、皮肤干燥、脱发、便秘的症状。

处暑养生菜

# 俄式红菜汤

滋阴润燥，补气养血

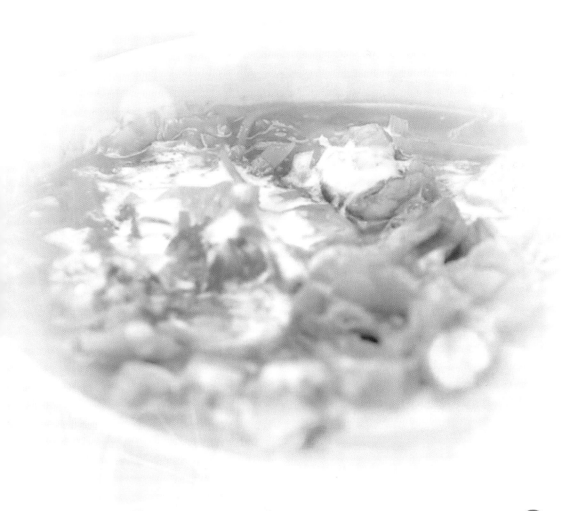

### 食材原料

牛筋条肉500克，牛棒骨1只，大头菜500克，土豆300克，番茄300克，胡萝卜300克，芹菜50克，小尖椒50克，洋葱50克，大蒜50克，芹菜25克。食盐、味精、白糖、白醋、柠檬汁、胡椒粉、香叶少许，番茄酱25克，牛油20克，酸奶油10克。

### 做法视频

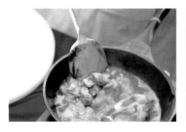

❶焯水：牛棒骨中间打碎，牛肉切大块，一起焯水。

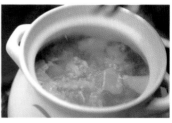

❷煮汤：煮好的牛肉倒入砂锅，加切成块的洋葱和胡萝卜。

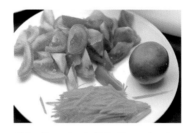

❸切菜：大头菜切片，土豆、番茄切块，胡萝卜切丝。

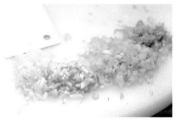

❹切小料：大蒜、洋葱、小尖椒、芹菜切末。

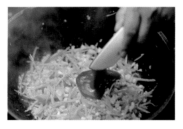

❺入锅：锅烧热后加奶油，加四种末及胡萝卜丝，再加番茄酱翻炒。

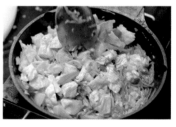

❻煸炒：加番茄、大头菜、土豆块，继续煸炒。

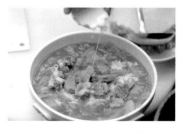

❼加汤调味：锅内加之前熬制的牛肉汤，汤中加香叶、白糖、香醋、食盐、柠檬汁、胡椒粉调味，炖45分钟。

❽出锅：盛入汤碗后，淋少量酸奶油即可。

　　番茄有生津止渴，健胃消食，凉血平肝，清热解毒之功效；胡萝卜含有大量胡萝卜素，有补肝明目的作用；土豆和中养胃，健脾利湿；大头菜清热解毒，润肠通便；牛肉补气养血，与芹菜、洋葱制成汤，养生保健，防治疾病的功效更加显著。本药膳适宜于慢性胃炎、食欲不振、秋燥证、疲劳综合征患者食用，也可供健康与亚健康人群夏秋两季调补。

　　番茄色泽艳丽，甜酸适口，既可作水果生食，又可烹调成鲜美菜肴，堪称为菜中之果。番茄性凉，味甘、酸，入胃、肝经，具有生津止渴，健脾消食之功。现代研究发现，番茄含丰富的维生素 A、维生素 $B_1$、维生素 $B_2$、维生素 C、胡萝卜素、烟酸、苹果酸、柠檬酸、钙、磷、铁、腺嘌呤、胆碱、胡芦巴碱和少量番茄碱，具有降低血压及毛细血管通透性，并有抗真菌及消炎的作用。

　　红菜汤一般认为起源于乌克兰菜，是一种在东欧广泛流行的汤式，以红菜为主要材料，保留红菜基本色彩和口感。红菜汤是俄罗斯最大众化的汤。20 世纪上半叶，有大量俄罗斯人来到我国，同样他们也把红菜汤的做法带到了我国。因为其颜色诱人，味道醇厚，也深受我国人民喜爱。

## 处暑养生菜

# 牛肉饼

补中益气，强健筋骨

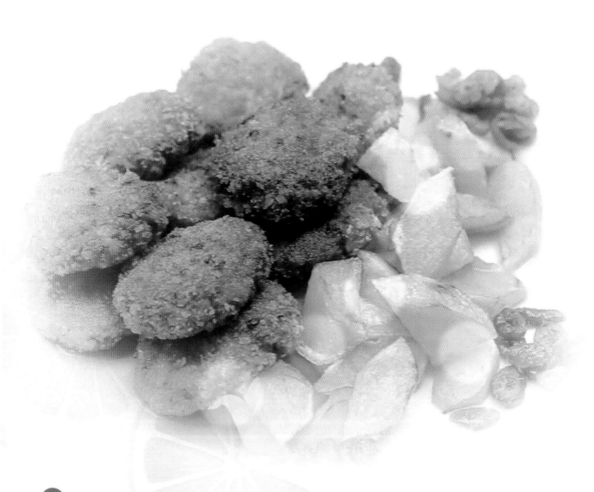

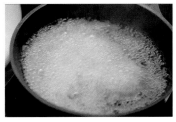

❶改刀油炸：土豆切块后，用五成热油炸至浅黄色，捞出装入盘中的一侧。

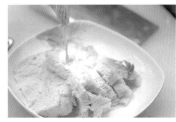

❷改刀浸泡：面包去皮后切大块，用牛奶浸泡变软。

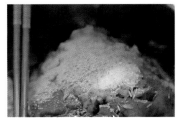

❸打泥调味：牛肉打成肉泥，放入洋葱、鸡蛋、白糖、胡椒粉、奶油，搅拌均匀。

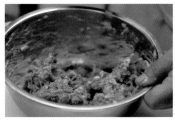

❹搅拌：肉泥顺时针搅拌均匀。

**食材原料**

牛肉 200 克，土豆 50 克，鸡蛋 25 克，面包、面包糠各 25 克，牛奶 50 克，奶油 10 克，洋葱 50 克，色拉油、食盐、白糖、味精适量，胡椒粉少许。

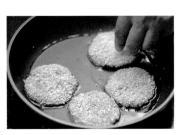

❺调馅：肉泥中加入浸泡好的面包、牛奶，搅拌均匀。

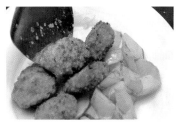

❻制饼：肉泥挤成大丸子，沾面包糠后轻拍制成直径为 6 厘米的圆肉饼。

**做法视频**

❼入锅：煎锅内留适量的油烧至六成热，将肉饼两面煎至金黄色。

❽出锅：煎好后出锅，放入盘中浇上奶油即可。

牛肉益气血，强筋骨，理虚弱；土豆和胃健脾，益气调中。牛肉饼适宜健康与亚健康人群用作补气药膳食用。牛肉饼适合于脾胃虚弱，气血双亏，体倦无力，食少口渴，久泻脱肛病症的人食用。产后或久病体虚者更宜。

**专家点评**

中医认为，牛肉有补中益气，滋养脾胃，强健筋骨的功效，适宜于气短体虚，筋骨酸软和久病及面黄目眩者食用。现代研究证实，牛肉富含肉毒碱和肌氨酸，对增长肌肉、增强力量有促进作用；牛肉中的维生素 $B_6$ 可帮人体增强免疫力，促进蛋白质的代谢和合成；牛肉富含亚油酸，有降胆固醇的作用。牛肉中脂肪含量很低，但它却是低脂的亚油酸来源，同时还是潜在的抗氧化剂。所以，老年人、儿童、身体虚弱及病后恢复期的人非常适宜吃牛肉。

**趣闻轶事**

牛肉饼在中国已经有一千二百多年的历史。在唐代，此饼曾为宫廷御点，后传到民间作为民间的名小吃。唐朝著名诗人白居易《寄胡麻饼与杨万州》一诗中写道"胡麻饼样学京都，面脆油香新出炉，寄与饥馋杨大使，尝香得似辅兴无"，诗中所指的胡麻饼就指的是牛肉饼。本药膳做的牛肉饼是俄式西餐的做法。俄国人喜食热食，爱吃鱼肉、肉末、鸡蛋和蔬菜制成的小包子和肉饼等，各式小吃颇有盛名。俄式菜肴口味较重，喜欢用油，制作方法较为简单。

# 白 露

【唐】杜甫

白露团甘子，清晨散马蹄。

圃开连石树，船渡入江溪。

凭几看鱼乐，回鞭急鸟栖。

渐知秋实美，幽径恋多蹊。

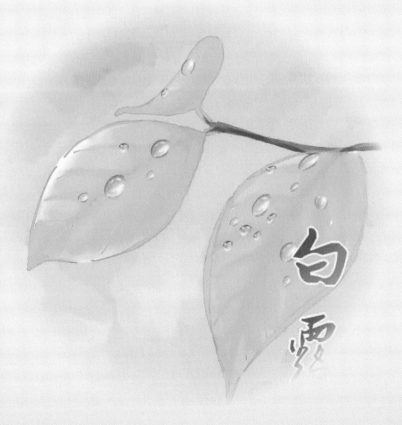

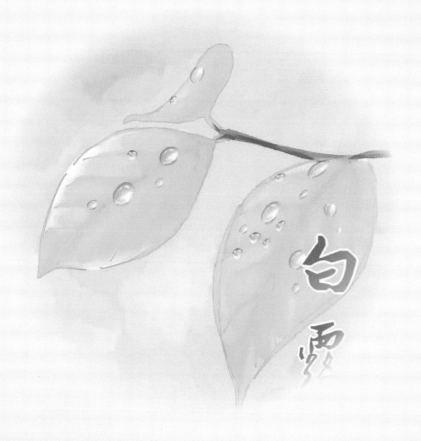

白露

二十四节气的第十五个节气。太阳

位于黄经165°。时间通常为每年

的9月7日或8日，此期气温下降

快，湿度尚大，白天气温高，夜间

温度已达到成露条件。古代历法将

白露分为『三候』：一候鸿雁来；

二候元鸟归；三候群鸟养羞。此节

气正是鸿雁与燕子等候鸟南飞避

寒，百鸟开始贮存干果粮食以备过

冬时节。可见白露实际上是天气转

凉的象征。

# 白露秋分夜，薄衣巧御寒
## ——白露话食疗

**饮食习俗** 福州有个传统叫作"白露必吃龙眼"的习俗。民间的意思为，在白露这一天吃龙眼有大补身体的奇效。老南京人都十分青睐"白露茶"，此时的茶树经过夏季的酷热，白露前后正是它生长的最好时期，有一种独特甘醇清香味。资兴兴宁、三都、蓼江一带历来有酿酒习俗。每年白露节一到，家家酿酒，待客接人必喝"土酒"，其酒温中含热，略带甜味，称"白露米酒"。

**饮食养生** 白露气温逐渐下降，注意早晚适当增添衣物，防止凉气入侵。白露过后气候干燥，燥邪易伤人，易耗损津液而出现鼻干、口干、咽干、唇干及皮肤干裂、大便干燥的症状。中医主张秋冬养阴，饮食以"养津、润燥、护肺"为原则，可用一些宣肺化痰、滋阴益气的药食，如人参、沙参、西洋参、杏仁、川贝、百合、罗汉果，对缓解秋燥多有良效。此外，还宜多吃一些养阴、生津、润燥的食物，如山药、莲子、鸡肉、猪肉、柚子、甘蔗、葡萄。

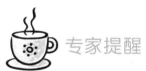 专家提醒

白露节气中要避免鼻腔疾病、哮喘病和支气管病的发生，特别是对于那些因体质过敏而引发上述疾病的人，应该注意花粉、皮毛、牛奶、药物等，尽量避免与之接触。平时应少吃或不吃海鲜类食物。

白露养生菜

# 炸茄盒

活血化瘀，补养气血

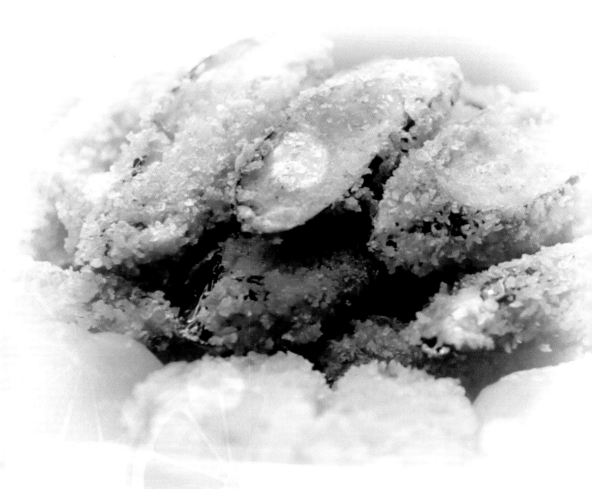

## 做法

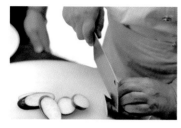

❶改刀：茄子切成夹刀片备用。

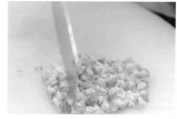

❷改刀：五花肉、洋葱切碎。

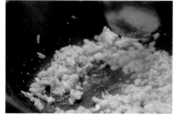

❸入锅：用洋葱炝锅，将切碎的五花肉放入锅内炒熟。

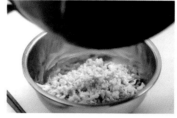

❹拌馅：炒熟的五花肉倒入牛肉馅中。

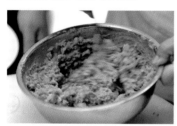

❺调味：肉馅中加食盐、胡椒粉、油、鸡蛋调味，再加入牛奶搅拌成馅。

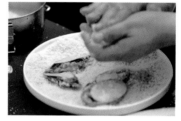

❻包馅：每片夹刀片中夹上肉馅，分别蘸面粉、蛋液和面包糠。

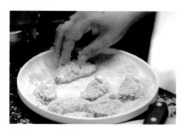

❼改刀：青椒切块，番茄切片，撒食盐和胡椒粉，拍粉、蘸蛋液和面包糠。

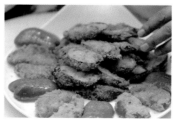

❽入锅：茄盒入锅炸至色泽金黄即可出锅，番茄稍炸后与青椒摆盘。

### 食材原料

长茄子500克，五花肉100克，牛肉馅100克，番茄2个，青椒1个，面粉50克，鸡蛋3个，面包糠100克，洋葱50克，食盐、味精、胡椒粉、油、牛奶适量。

### 做法视频

猪肉补益气血，增强体力；茄子活血化瘀，清热解毒；洋葱有平肝润肠的作用，增鲜提味。本药膳适宜健康与亚健康人群秋季调养，可防治头痛眩晕、便秘等病症，也适宜高血压病、痔疮出血、贫血、慢性支气管炎患者食用。

## 专家点评

茄子富含蛋白质、脂肪、碳水化合物、维生素以及多种矿物质，可保护心血管、抗坏血酸。除此之外，茄子还具有清热活血，消肿止痛的功效。茄子的很多营养都在皮里，吃茄子建议不要去皮。

## 趣闻轶事

茄子是日常生活中常见的一种蔬菜。在我国古代文献中，最早提到茄子的是晋代嵇含的《南方草木状》。茄子不仅可以食用，也有一定的药用价值，明代李时珍在《本草纲目》一书中记载："茄子治寒热，五脏劳，治温疾。"本道菜品为俄式西餐的炸茄盒，它荤素搭配，外焦里嫩，能补养气血，延年益寿，是老年人进补的佳品。

# 白露养生菜

## 春蚕吐丝

补肾壮阳，益气滋阴

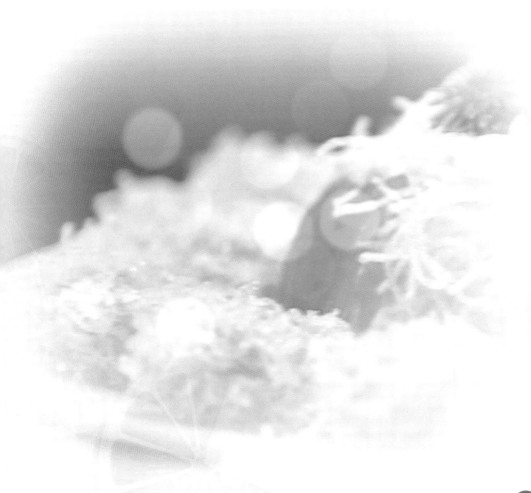

虾仁 500 克，
鲜黄精 3 克，
鸡蛋 1 个，粉
丝、精盐、
味精、白胡
椒粉、湿淀
粉、糯米粉、
植物油、葱、
姜各适量。

## 做 法

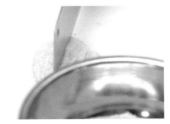

❶改刀：将虾仁剁成泥，放入容器中。

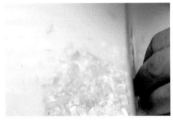

❷改刀：葱、姜、鲜黄精切末，加入虾泥中。

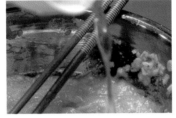

❸调味：虾泥中加入精盐、白胡椒粉、鸡蛋清，打至上劲，再加料酒和淀粉。

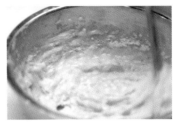

❹搅拌：虾泥顺时针搅拌上劲。

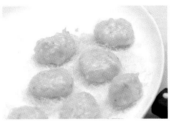

❺做虾丸：虾泥挤成丸状，表面沾满切碎的粉丝。

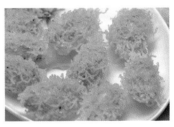

❻入锅：虾丸捏成春蚕的形状，沾满粉丝的虾丸入油锅炸至变色后捞出。

做法视频

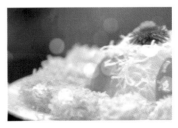

❼入锅：油温升高后，炸粉丝。

❽摆盘：粉丝捞出置盘中，虾球摆周围即可。

虾仁助阳，黄精滋阴，一阳一阴，相互牵制，具有补肾壮阳，益气滋阴，通乳脱毒之功。本药膳适宜健康与亚健康人群四季调补，可防治秋乏、性欲减退、肾虚早衰、头晕、腰膝酸软等病症。

黄精为气阴双补佳品，可补肺阴、益脾气、补肾精，口感良好，所以在药膳配方中经常应用。黄精含黏液质、淀粉及糖分，以及多种蒽醌类化合物。黄精有降压作用，能增加冠脉流量；对防治动脉粥样硬化有一定作用；对肾上腺素引起的血糖过高有抑制作用。黄精多糖有增强免疫功能、促进 DNA 和蛋白质合成、抗病原微生物等作用，对中毒性耳聋有疗效。脾虚湿重、脘闷便溏者不宜多食。过敏性疾病者忌食。

春蚕吐丝这道菜是以景入菜，将菜做成像春蚕在吐丝的形状，以此而得名。这道菜也以一句古诗"春蚕到死丝方尽，蜡炬成灰泪始干"来形容教师的无私奉献。

# 晚　晴

【唐】杜甫

返照斜初彻，浮云薄未归。

江虹明远饮，峡雨落馀飞。

凫雁终高去，熊罴觉自肥。

秋分客尚在，竹露夕微微。

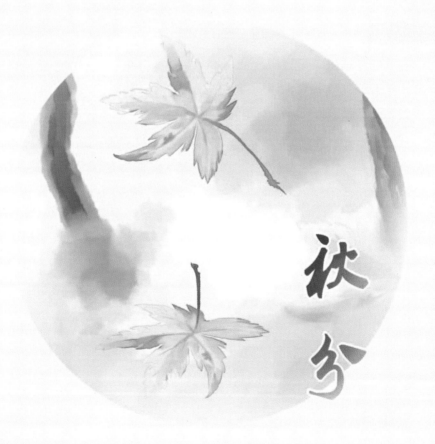

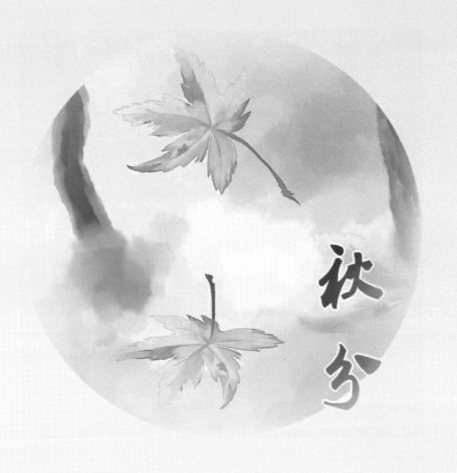

秋分

秋分是农历二十四节气的第十六个节气。太阳位于黄经180°。时间通常为每年的9月23日或24日。日光直射点又回到赤道，形成昼夜等长。古代历法将秋分分为『三候』：一候雷始收声；二候蛰虫坯户；三候水始涸。古人认为，雷是因为阳气盛而发声，秋分后阴气开始旺盛，所以不再打雷了。由于天气变冷，蛰居的小虫开始藏入穴中，并用细土将洞口封起来以防寒气侵入；秋分后降雨量开始减少，天气干燥，水分蒸发快，所以湖泊、河流、水洼处水量变少，渐渐干涸。

# 时值秋之丰，阴阳应平衡
## ——秋分话食疗

**饮食习俗** 秋分曾是传统的"祭月节"，古有"春祭日，秋祭月"之说。现在的中秋节则是由传统的"祭月节"而来。中秋节始于唐朝初年，盛行于宋朝，至明清时已成为与春节齐名的中国主要节日之一。中秋节自古便有祭月、赏月、拜月、吃月饼、赏桂花、饮桂花酒等习俗。古时汉族的中秋宴俗，以宫廷最为精雅，如明朝宫廷时兴吃螃蟹。宫廷多在某一院内向东放一架屏风，屏风两侧搁置鸡冠花、芋头、花生、萝卜、鲜藕。屏风前设一张八仙桌，上面放一个特大的月饼，四周缀满糕点和瓜果。祭月完毕，按皇家人口将月饼切作若干块，每人象征性地尝一口，名曰"吃团圆饼"。

**饮食养生** 秋分养生，要防秋燥。秋分之前有暑热的余气，故多见于温燥；秋分之后，阵阵秋风袭来，使气温逐渐下降，寒凉渐重，所以多出现凉燥。凉燥症状，多为天气到了晚秋感受燥邪，往往带有近冬的寒气，症见恶寒，微有发热，流涕，咽痒咳嗽，痰白而稀，头微痛，无汗。要防止凉燥，除了坚持锻炼身体、增强体质、提高免疫力外，饮食养生方面应遵循阴阳平衡的规律，饮食要因人而异，防实者更实、虚者更虚而导致阴阳失衡。多吃清润的食物，如核桃、糯米、蜂蜜、栗子、柿子、梨、苹果、石榴，可以起到滋阴润肺、养阴生津的作用。

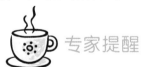 专家提醒

秋分之时，暑气已消，天气由温转凉，秋风渐紧，秋凉加重，雨水少，容易引发凉燥咳嗽。其症状为咽喉干痛发痒、头痛鼻塞、舌苔薄白发干、口干唇燥、咳痰不爽等。秋分又是胃病多发和复发的节气，如不注意防护，就会引发胃肠道疾病，出现消化不良、反酸、打嗝、腹胀、腹痛、腹泻等症状，使胃病加重。因此要养成良好的饮食习惯，饮食有规律，进食细嚼慢咽，切记暴饮暴食，尽量多吃一些高蛋白、高维生素的食物。

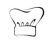

秋分养生菜

# 红娘自配

补肾壮阳，益气滋阴

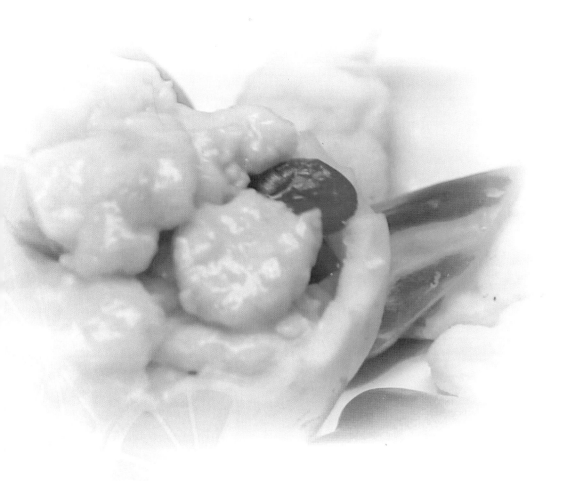

## 做 法

### 食材原料

青虾 12 只，
虾仁 150 克，
猪肉 50 克，
鸡蛋 4 个，
鸡肉 15 克，
冬笋 15 克，
红椒 15 克，
食盐、面粉、
淀粉、胡椒
粉、料酒、
高汤、白糖、
葱、姜适量。

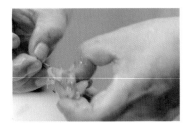
❶改刀：青虾去壳留尾，去除虾线，片开。

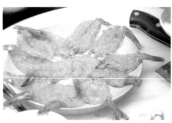
❷调味：虾肉均匀撒上盐。

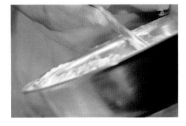
❸调糊：鸡蛋清、面粉、淀粉按 1：1：1 的比例调蛋泡糊。

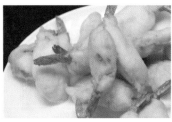
❹下锅：虾片沾面粉，拖上蛋泡糊，入油锅炸至金黄色后捞出。

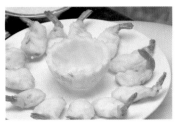
❺摆盘：将虾片摆置盘周。

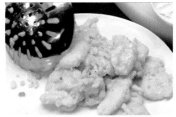
❻入锅：虾仁泥加少许鸡脯肉末、猪肉末、鸡蛋清、淀粉做成虾腻子，入油锅炸成虾片，再水焯去油。

### 做法视频

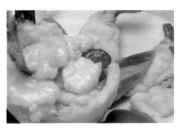
❼入锅：葱、姜炝锅后，加入冬笋片、红椒片，再加料酒、食盐、白糖、高汤调味，再加虾片炒至入味。

❽出锅：虾片炒好后盛入盘内即可。

虾仁蛋白质含量高，并含有丰富的维生素和矿物质，对抗衰老和防缺钙有积极作用；鸡蛋清具有清热解毒、消炎，保护皮肤和增强皮肤免疫功能的作用；冬笋养肝健脾消食。本道药膳适宜健康与亚健康人群秋季调补，可防治秋乏、性欲减退、肾虚早衰、头晕、腰膝酸软等病症，也适宜产后缺乳、久咳无力、困倦乏力等患者食用。

## 专家点评

虾性微温，味甘，入肝、肾经。虾营养丰富，且其肉质松软，易消化，对身体虚弱以及病后需要调养的人是极好的食物。现代医学研究证实，虾的营养价值极高，含蛋白质、脂肪、维生素 A、维生素 $B_1$、维生素 $B_2$、烟酸、钙、磷、铁等成分，能提升血浆中 ATP（三磷酸腺苷）浓度，增进胸导管淋巴液的流量。

## 趣闻轶事

清朝同治年间，慈禧太后身边有四名超龄宫女（本应该放出宫）因为使用得心应手，视为亲信，执意不放。当时清宫御膳房有位著名厨师，他的侄女就是这四名宫女之一。他知道作为一名御厨，人微言轻，怎么敢向太后进言。昼思夜想，终于想出了一条妙计。根据《西厢记》中一段故事情节，做了一个"红娘自配"的菜敬奉给慈禧。慈禧太后尝了口菜，就说："尔等可以随时出宫，各自选配如意郎君去吧！"四名宫女听了大喜，拜倒在地谢恩。一道菜将四个宫女救出了皇宫，从此"红娘自配"作为吉祥名菜在民间广泛流传。

# 秋分养生菜

## 皎月香鸡

温中补虚，补肾强身

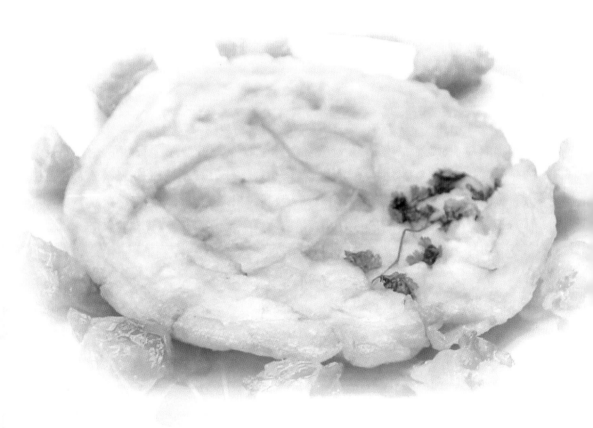

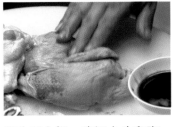

❶改刀入锅：鸡切去头和脚，鸡和鸡腿抹上酱油，鸡肉和鸡腿入油锅炸至金黄色，捞出备用。（选嫩母鸡，鸡爪无老茧，鸡脯骨头软）

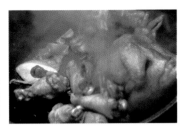

❷入锅：葱段、姜片、桂皮炝锅，将炸好的鸡和鸡腿倒入锅内。

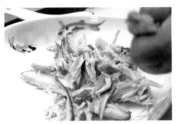

❸调味：加入酱油、料酒、高汤、食盐、味精和白糖调味，炖制半小时后，鸡肉撕成丝。

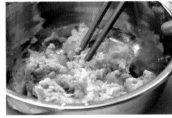

❹做馅：用100克猪肉和50克鸡肉绞成馅，虾仁和火腿分别切丁放入馅内。

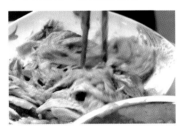

❺调味：馅中加料酒、味精、食盐和高汤调味，再加鸡蛋拌匀，加入鸡肉丝拌匀后入锅蒸6分钟。

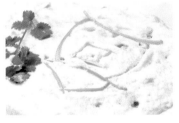

❻做蛋泡糊：用鸡蛋清搅拌形成蛋泡糊，放入淀粉和面粉1:1搅拌均匀，蛋泡糊均匀包裹肉饼，香菜点缀。

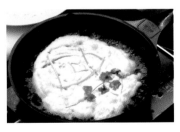

❼入锅：肉饼放入70℃的油锅中炸至蛋泡糊蓬起。

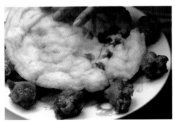

❽入锅：炒制番茄酱，加入高汤和鸡腿，加白糖调味，至汤汁浓厚，将肉饼摆在鸡腿上即可。

食材原料

嫩母鸡1只（约750克），鸡腿10个，鲜虾仁200克，猪肉100克，鸡蛋清150克，鸡蛋1个，火腿25克，葱段、姜片各15克，桂皮15克，干淀粉25克，面粉50克，绍酒25克，酱油40克，食盐8克，白糖25克，香油25克，熟猪油1000克，番茄酱适量。

做法视频

149

母鸡对产后体虚、疲劳有补益之功；虾仁增鲜，温补肾阳。此道药膳具有温中补虚，补肾强身的作用，是久病体虚，乏力疲劳的滋补佳品。

## 专家点评

鸡肉味甘，性微温，具有温中补脾，补精添髓，补虚益智的作用。鸡肉肉质细嫩，滋味鲜美，消化率高，很容易被人体吸收利用，蛋白质含量高，有强壮身体的作用；其脂肪中含有不饱和脂肪酸，是老年人和心血管疾病患者较好的蛋白质食品。鸡肉也是磷、铁、铜和锌的良好来源，具有抗氧化和一定的解毒作用。鸡肉在改善心脑功能、促进儿童智力发育方面，亦有较好的作用。

## 趣闻轶事

皎月香鸡菜名的由来，有这样一段历史传说。相传，宋太祖赵匡胤年轻时是个棋迷。他广交棋友以切磋技艺，兴致所至，废寝忘食。一天，他到棋友陈平家对弈，棋逢对手，杀得难解难分，直至黄昏，二人以平局言和。回家路上，赵匡胤苦思棋局，不慎落入水中。赵匡胤经过这一惊吓，反而智慧大开，随即返回陈平家中再布战局。几个回合之后，赵匡胤果然赢了。陈平摆上酒菜，二人开怀畅饮。其中一道菜，赵匡胤从未见过，吃起来却十分可口，问及菜名，陈平回答说是家厨创制的新菜，叫虎皮鸡饼。赵匡胤诗意大发，指着窗外的明月说："如此佳肴，若无雅称，岂不遗憾？此刻月明鸡香，不如就叫皎月香鸡。"后来，赵匡胤当上皇帝，特将这道菜选入宫中，"皎月香鸡"便成为一道宫廷名菜。

# 池 上

【唐】白居易

袅袅凉风动，凄凄寒露零。
兰衰花始白，荷破叶犹青。
独立栖沙鹤，双飞照水萤。
若为寥落境，仍值酒初醒。

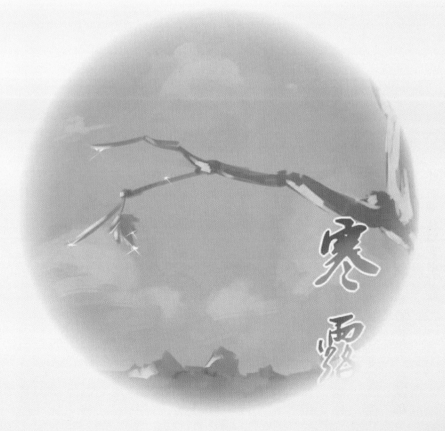

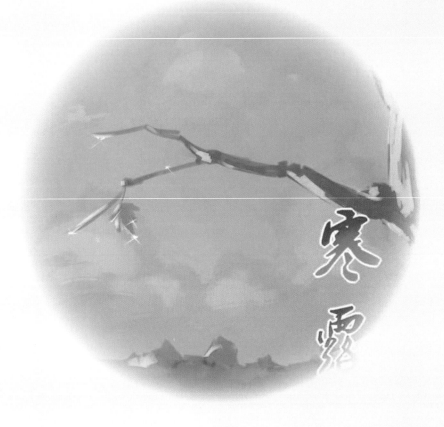

寒露

寒露是农历二十四节气的第十七个节气。太阳位于黄经195°。时间通常为每年的10月8日或9日。此时太阳直射点开始向南移动，北半球气温继续下降，天气更冷，露水有森森寒意，故名为『寒露风』。

古代历法将寒露分为『三候』：一候鸿雁来宾；二候雀入大水为蛤；三候菊有黄华。此节气中鸿雁排成一字或人字形的队列大举南迁；深秋天寒，雀鸟都不见了，古人看到海边突然出现很多蛤蜊，并且贝壳的条纹及颜色与雀鸟很相似，所以便以为是雀鸟变成的；第三候的"菊始黄华"是说在此时菊花已普遍开放。

# 露将欲凝结，严防口唇病
## ——寒露话食疗

**饮食习俗**  寒露与重阳节接近。重阳节这天有登高、赏菊、吃重阳糕、饮菊花酒等习俗。这天又有敬老的习俗，故又称敬老节。此时菊花盛开，为除秋燥，某些地区有饮"菊花酒"的习俗。菊花酒是由菊花加糯米、酒曲酿制而成，古称"长寿酒"。因天气渐冷，树木花草凋零在即，故人们谓此为"辞青"。九九登高，要吃花糕，花糕因"糕"与"高"谐音，以"食糕"代替"登高"，希望自己或亲友能平安吉祥、百事俱高。

**饮食养生**  寒露之时，天气变冷，正是人体阳气收敛，阴精潜藏于内之时，故应以保养阴精为主，从寒露开始注重"养收"原则。此时汗液蒸发较快，因而常会出现干咳少痰、皮肤干燥、皱纹增多、口干咽燥，甚至毛发脱落和大便秘结的现象，所以养生的重点是养阴防燥、润肺益胃。宜多吃一些适合秋冬进食的食品，如银耳、芝麻、核桃、番茄、牛奶、莲藕、百合等。寒露期间还应少辛多酸，以防肺气过旺，以补肝气健壮，因此宜多吃诸如苹果、柠檬、石榴、葡萄、山楂等水果。

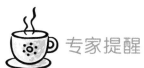 专家提醒

寒露之后，气候开始明显地变冷，伤风感冒成为最易流行的疾病，慢性支气管炎、支气管哮喘也会因季节的变化逐渐加重，慢性胃炎、胃溃疡也频频发作，高血压、心脑血管疾病从寒露起逐渐多发。故人们应多注重防寒保暖，进行适当的御寒锻炼，调整起居。

# 厚香附爆
# 猪肘

**食疗功效**

宽中健脾，美容淡斑

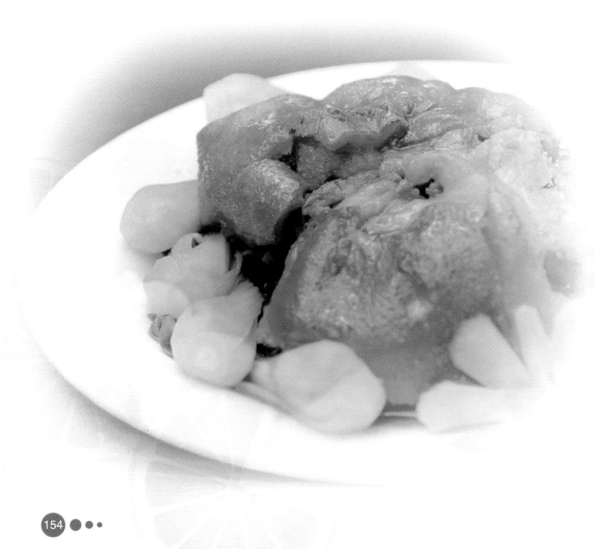

## 做　法

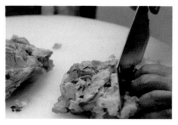

❶改刀：将猪肘煮熟后，去骨切花刀。

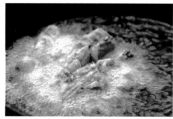

❷入锅：将改刀后的猪肘下锅内炸至变色后捞出。

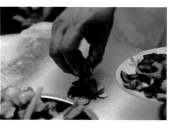

❸加料：将厚朴、香附、白芷、枳壳四味中药装入纱布袋，与猪肘共入盆内，加入适量葱、姜。

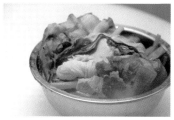

❹调味：加入料酒、食盐、味精、酱油、白糖、蚝油等调味。

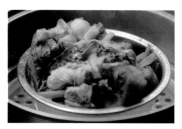

❺入锅：蒸 40 分钟。

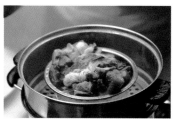

❻出锅：蒸好后摆盘即可。

食材原料

猪肘 500 克，厚朴、香附、白芷各 15 克，枳壳 5 克，葱、姜、食盐、味精、白糖、酱油、料酒、蚝油适量。

做法视频

猪肘补肾养血，滋阴润燥，润肌肤；厚朴是芳香化湿，消除胀满的要药，燥湿化痰，温中行气；香附理气解郁，调经止痛；枳壳理气宽中，行滞消胀；白芷燥湿止痛。本药膳具有疏肝理气，宽中健脾，美容淡斑之功。本药膳主要治疗肝气郁结型黄褐斑，即面色无华，斑疹黄褐，胸胁胀闷，月经不调，舌淡红，脉弦等。

**专家点评**

猪肘味甘、咸，性平，有和血脉、润肌肤、填肾精、健腰脚的作用。猪肘皮厚、筋多、胶质重。猪肘营养很丰富，含较多的蛋白质，特别是含有大量的胶原蛋白质，使皮肤丰满、润泽，是强体增肥的食疗佳品。

**趣闻轶事**

立秋后，天气温度会逐渐有所下降，由夏季的炎热走向秋季的干燥凉爽，人体也开始进入阴盛阳衰的转化。加上秋季的天气干燥，风尘比较多，这个时候要注意养肝护肝，以增加肝脏的功能，抵御过盛肺气的侵入。"厚香附爆猪肘"这道菜中加入了中药厚朴、香附、枳壳、白芷四味中药，与猪肘一起烹饪，具有疏肝理气，宽中健脾，美容淡斑的作用，是秋季养生的保健佳品。

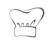

# 游龙绣金钱

食疗功效

补脑健身，益肾壮阳

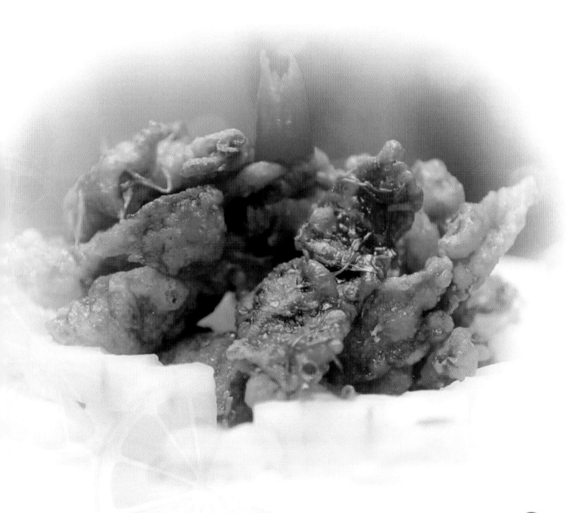

## 做法

鳝鱼 300 克，
鲜虾仁 150 克，
肥猪膘 50 克，
熟瘦火腿 30
克，水发香
菇 2 个，冬
瓜 100 克，鸡
蛋 1 个，香醋
15 克，白糖
15 克，干淀粉
20 克，胡椒
粉、食盐、味
精、生抽、花
椒油、香油、
料酒、味精、
葱末、姜末、
蒜末、香菜各
适量。

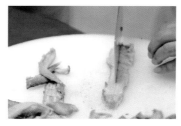

❶改刀：鳝鱼改刀切成细条。

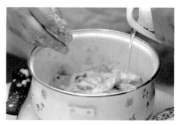

❷调味：放入料酒、食盐、味精、胡椒粉喂口，再放入淀粉和油抓糊。

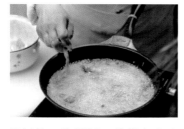

❸过油：将煨好口的鳝鱼入八成熟的油锅炸至酥脆。

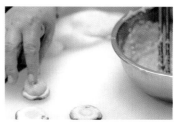

❹配菜：将香菇切成片，500克虾泥和 100 克肥膘肉切碎搅拌做成丸子形状，再放到香菇片上做成金钱状。

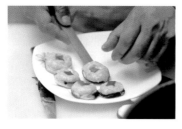

❺入锅：香菇虾泥上用红椒点缀后，入锅蒸 5 分钟。

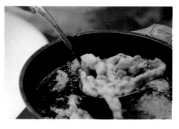

❻复炸：鳝鱼条入油锅中复炸一下，倒出沥油。

### 做法视频

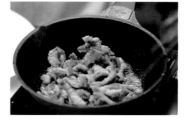

❼入锅：锅留底油，下入葱末、姜末、蒜末爆香，调入生抽、味精、白糖、料酒、食盐、水淀粉，放入鳝鱼条翻炒。

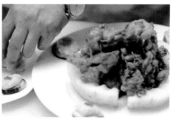

❽摆盘：鳝鱼条起锅装在盘子中间，用蒸熟的冬瓜围起来，再用金钱点缀做边即可。

　　鳝鱼是温补强壮剂，有补肾，养肝，降糖之功；香菇增香，健脾养胃；虾仁含有虾青素，抗氧化，增加人体抵抗力；冬瓜甘、淡、微寒，入肺、大肠、小肠、膀胱经，有利尿消肿、生津止渴之功，也有解油腻的功效，属常用药食两用之品。本药膳双色双味，造型美观。虾饼酥脆，鳝鱼鲜香，补脑健身，益肾壮阳。本药膳适宜健康与亚健康人群用作补阳药膳食用，可防治虚劳乏力、营养不良、食欲不振等病症，也适宜疲劳综合征、病后气虚、骨质疏松症患者食用。

　　黄鳝具有补血，补气，解毒，除风湿等功效。它是宴席上的美味佳肴。它的肉、血、头、皮均有一定的药用价值。鳝鱼蛋白质含量高，并含多种微量元素和维生素，能促进新陈代谢，增强性功能。鳝鱼含特有物质鳝鱼素，能降低血糖和调节血糖，适宜糖尿病患者食用。

　　"游龙绣金钱"是一道宫廷名菜，据说是乾隆皇帝第一次下江南私访民情时吃到的一款菜。当时乾隆皇帝来到一个简陋的茅草屋，看到一位老妈妈正坐在门前的青石板上缝补衣服。老妈妈看到有客人来，就把酒菜端上来了，请乾隆吃。其中一道双色双味，酥脆鲜香的菜，深受乾隆喜爱。后来，乾隆回宫后，仍念念不忘此菜。便派专人把老妈妈接进了宫，专门制作此菜。从此，"游龙绣金钱"这道诞生于民间的美味佳肴，成为宫廷名菜。

# 泊舟盱眙

【唐】常建

泊舟淮水次，霜降夕流清。

夜久潮侵岸，天寒月近城。

平沙依雁宿，候馆听鸡鸣。

乡国云霄外，谁堪羁旅情。

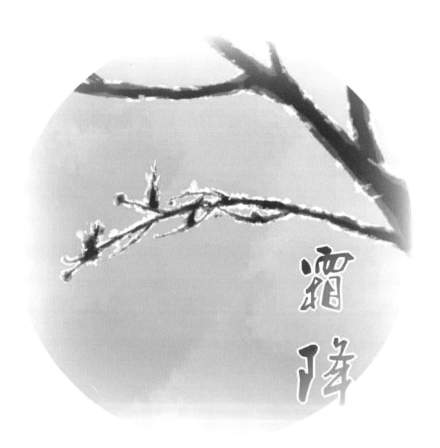

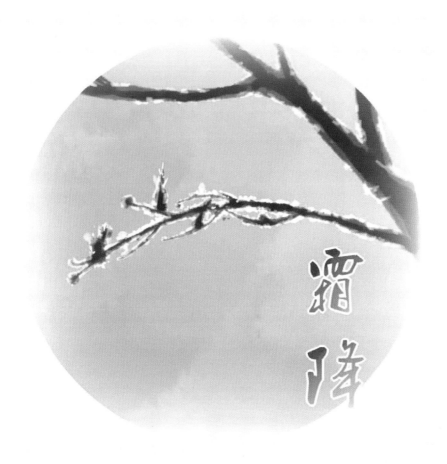

气候特点　霜降是农历
二十四节气的第十八个节气。太阳
位于黄经210°。时间通常为每年
的10月23日或24日。黄河流域
初霜期一般在10月下旬，与『霜
降』节令相吻合，霜对生长中的
农作物危害很大。古代历法将霜
降分为『三候』：一候豺乃祭兽；
二候草木黄落；三候蛰虫咸俯。
此节气中豺狼将捕获的猎物先陈
列后再食用；大地上的树叶枯黄
掉落；蛰虫也全在洞中不动不食，
垂下头来进入冬眠状态中。

# 朝露结为霜，润燥健脾胃
## ——霜降话食疗

**饮食习俗**　霜降节气民间食俗有"秋补"吃羊肉或兔肉的习俗。史料记载：明朝皇帝要在重阳节到兔儿山登高赏秋，吃"迎霜兔肉"，饮菊花酒。所谓"迎霜兔肉"就是霜降时的兔子肉，据说此时的兔肉味道鲜美，营养价值高。在我国的一些地方霜降时节要吃红柿子，认为这样可以御寒，能补筋骨，还有的地区会在霜降这一天吃鸭子或牛肉来添秋膘。

**饮食养生**　霜降之时已经进入深秋，中医认为此季节属于五行中的"金"，对应肺脏。因此，此时饮食养生适合的是"平补"，以保暖润燥，健脾养胃为主。同时霜降进补是为寒冷的冬季提前做好准备，故民间说法为"补冬不如补霜降"。霜降时节可以多食用些羊肉、兔肉等，并可以根据各自身体状况，选择一些具有生津润燥、宣肺止咳作用的食物。多饮用水、粥及其他滋润温补的食物，多吃酸，少吃辣，以达到生津润燥，固肾补肺，滋阴健脾的功效。此季节干燥，易犯咳嗽和支气管炎，故这些患者可以多食用些润肺生津的水果和蔬菜，如梨、苹果、橄榄、萝卜、洋葱。

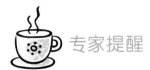 专家提醒

霜降是慢性胃炎、胃和十二指肠溃疡病复发、多发的时期。溃疡患者要注意自我保养，注意防寒保暖，特别是腹部的保暖。在饮食上注意适量，切忌生冷食物，忌暴食和醉酒。此时，由于寒冷刺激，加之干燥的空气，咳嗽和慢性支气管炎易于在此时加重或复发。老年人须多注意下肢关节的保暖工作，以防"老寒腿"（膝骨关节炎）的发病。

# 荷包里脊

霜降养生菜

滋阴养血，清心安神

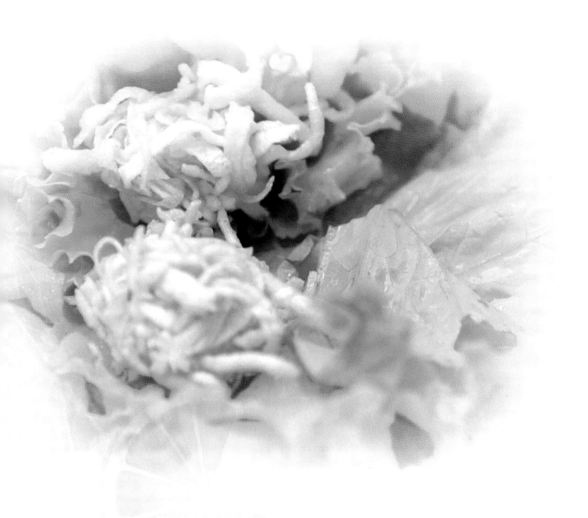

鸡蛋4个，
猪里脊肉100
克，五花肉
30克，香菇、
竹笋各50克，
小葱、姜、
食盐、味精、
香油、淀粉、
料酒适量。

## 做 法

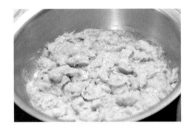

❶改刀：将猪里脊肉和五花肉以4:1或3:1的比例绞成肉馅。

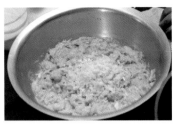

❷改刀：将香菇、竹笋切丁，小葱、姜切末，加入肉馅中。

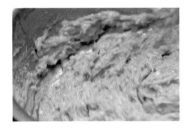

❸调味：肉馅中加入料酒、食盐、味精、香油调味，再加入鸡蛋和淀粉搅拌均匀。

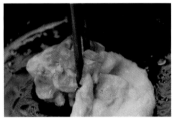

❹做荷包：鸡蛋打散，放入锅中摊成鸡蛋皮，趁还未凝固时加入肉馅，用筷子夹成荷包形状。

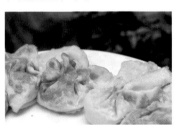

❺入锅：煎好的荷包里脊蒸7分钟。

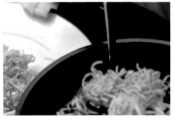

❻配菜：剩下的肉馅和鸡蛋皮，炸成绣球丸子做配菜用。

做法视频

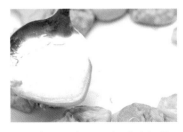

❼勾芡：用水淀粉和香油勾芡，浇在荷包里脊上。

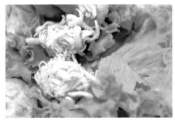

❽摆盘：绣球丸子摆放盘中即可。

　　猪里脊肉补气养血，滋阴润燥；竹笋除烦健脾，助消化；香菇健脾养胃，增香提味；鸡蛋黄中含有丰富的卵磷脂，具有健脑益智之功；鸡蛋清的主要成分是蛋白质，其中含有婴儿发育成长所必需的氨基酸，对肝脏组织损伤有修复作用。鸡蛋可补肺养血，滋阴润燥，用于气血不足、热病烦渴、胎动不安等，是辅助正气的常用食品。"荷包里脊"具有补气养血，延缓衰老之功，适宜健康与亚健康人群用作冬季调补。本药膳可防治头晕目眩、神疲乏力、气短懒言、记忆力减退等病症，也适宜于身体羸瘦、久病体虚、疲劳综合征、早衰、老年性痴呆症患者食用。

专家点评

　　鸡蛋含有人体必需的八种氨基酸，并与人体蛋白的组成极为近似，人体对鸡蛋蛋白质的吸收率可高达98%。蛋黄中含有丰富的卵磷脂、固醇类、蛋黄素，以及钙、磷、铁、维生素 A、维生素 D 及 B 族维生素。这些成分对增进神经系统的功能大有裨益。

趣闻轶事

　　"荷包里脊"这道菜始于清朝末年，是清宫御膳房所创的一款佳肴。在清朝，王公大臣都随身佩带用金黄锦缎做成的小囊，也叫"荷包"。荷包上面用金丝花线绣有花鸟虫鱼图案，形象美观，色彩鲜艳，用以装钱装物或作为衣外的装饰物。御厨便模拟荷包的样子，创造了荷包里脊这道菜，后来也成为清宫中的一道名菜。

霜降养生菜

## 乌龙吐珠

食疗功效

壮腰健肾，调理补虚

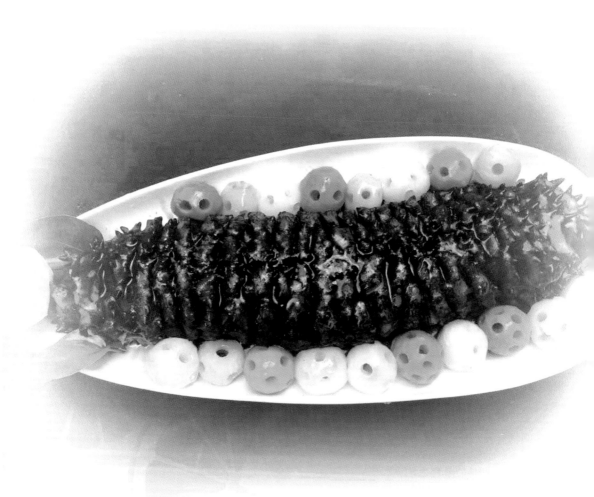

## 做　法

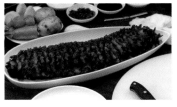

❶泡发：将梅花参用水泡 24 小时，然后放入容器内，煮开后 10 分钟离火，泡 12 小时后换水再煮 10 分钟离火反复煮 6 次。

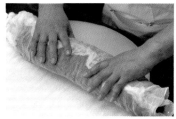

❷包裹：梅花参去肠洗净，然后用纱布包好。

**食材原料**

梅花参 1 只，猪棒骨 500 克，胡萝卜、青萝卜、白萝卜各 500 克，食盐、味精、料酒、酱油、白糖、花椒、淀粉适量，葱、姜适量。

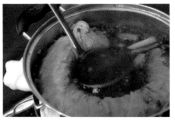

❸入锅：包好的梅花参放入用老汤加调料的卤汤内，小火煮 1 小时后捞出摆入大鱼盘内。

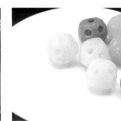

❹改刀：将各种萝卜刻成圆球，然后用刻刀将内部挖空。

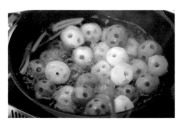

❺入锅：高汤内加葱、姜、酱油、食盐、白糖，倒入萝卜球煮 15 分钟。

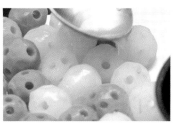

❻勾芡：水淀粉加明油勾芡，浇在萝卜球上。

**做法视频**

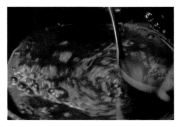

❼勾汁：用煮梅花参的汤，加酱油、蚝油、水淀粉勾汁，浇在梅花参上。

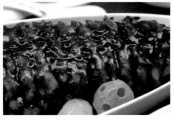

❽摆盘：各色萝卜球摆在梅花参周围即可。

海参为药食两用之品。古人认为，其性温补，形似人参，故名海参，具有补肾壮阳，益气滋阴，通肠润燥，清热止血之功。萝卜具有润肠通便、健脾养胃，助消化的功效。本药膳适宜健康与亚健康人群夏季调补，可防治精血亏虚、身体虚弱、病后或术后体虚、性欲减退等病症，也适宜习惯性便秘、糖尿病、高血压病、动脉粥样硬化、冠心病、慢性肝炎、癌症等患者食用。

专家点评

梅花参既是滋补品，又是治病抗癌的佳品，是海参中海参皂苷含量最高的海参。海参皂苷的主要作用就是抑制肿瘤的产生和生长，具有防御和控制肿瘤的作用。海参皂苷还可以提高免疫力，增强体质。另外，梅花参含有较高的蛋白质，矿物质也较丰富，并且不含胆固醇，是理想的滋补品。

趣闻轶事

海参的俗称叫乌龙。乌龙吐珠是一款地道的宫廷风味菜，也是满汉全席的菜品之一，是海参宴中的头牌菜。菜品名贵，成品味道鲜浓，口感软滑。乌龙吐珠的主料是梅花参。梅花参是海参纲中最大的一种，体长可达1米。它背面肉刺很大，每三到十个肉刺底部相连呈花瓣状，故名"梅花参"。此菜用胡萝卜、青萝卜、白萝卜刻成珠子的形状，和海参一起摆盘，形似乌龙吐珠，因而得名。

# 冬季施膳

《素问·四气调神大论》中记载"冬三月，此谓闭藏，水冰地坼，无扰乎阳。早卧晚起，必待日光，使志若伏若匿，若有私意，若已有得，去寒就温，无泄皮肤，使气亟夺，此冬气之应，养藏之道也。"冬季寒冷，万物冰封收藏，人体的阳气也处于潜藏的阶段，阴气盛，故冬季养生应该避寒取暖，敛阴护阳。冬季寒气重，寒为阴邪，寒易伤阳气，寒气也会引起收引、凝滞，易引发多种疾病。

## 食养原则

● 冬季食养应进补养阴，减咸增苦，少食生冷。顺应体内阳气的潜藏，以"敛阴护阳"为本。

● 冬季为封藏之令，天气寒冷，根据中医"虚者补之，寒者温之"的原则，宜服食具有补气填精，滋养强壮作用的食物，宜吃温性或热性，特别是温补肾阳的食物进行调理，以提高机体的耐寒能力和抗病能力。

● 冬季忌吃、生冷黏腻的食物。因此类食物属阴，易使脾胃之阳受损。

## 宜食食物

● 羊肉：助肾阳、补精血、疗肺虚、益劳损之妙品。对肺病、气管炎、哮喘和贫血、产后气血两虚及一切虚寒证最为有益。

● 鸭肉：滋五脏之阴，尤其适用于体内有热，大便干燥和水肿、上火的人食用。但脾胃虚寒的人，不宜食用。

● 板栗：具有养胃健脾、补肾强筋、活血止血的功效，含有一定量的维生素和胡萝卜素，以及脂肪酶、钙、铁、钾等。

● "黑色食品"：能益肾强身，如黑米、黑豆、黑芝麻、黑枣、黑木耳、黑菇、乌骨鸡、海带、紫菜，冬天食用正合时宜。

另外，不少坚果，如核桃、板栗、花生、松子、榛子，均具有补养"脑体"的功效，冬天宜择食。

# 立冬日作

【宋】陆游

室小财容膝，墙低仅及肩。

方过授衣月，又遇始裘天。

寸积篝炉炭，铢称布被绵。

平生师陋巷，随处一欣然。

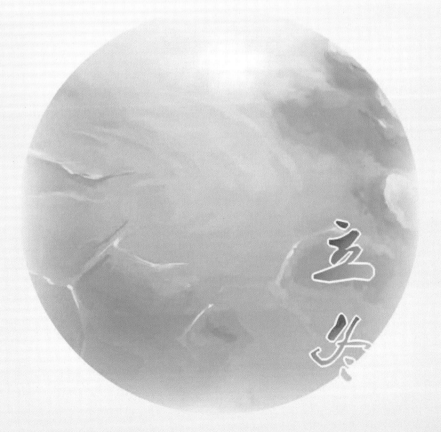

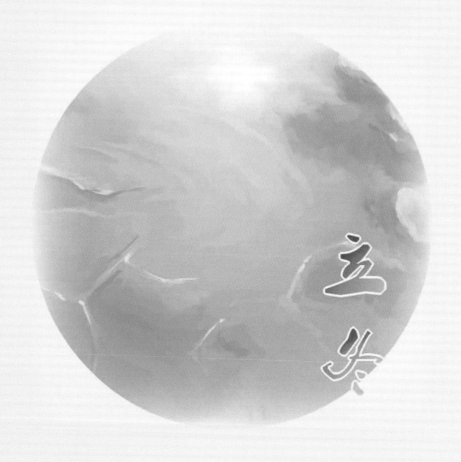

气候特点　立冬是二十四节气的第十九个节气。太阳位于黄经225°。时间通常为每年的11月7日或8日。我国古时民间习惯以立冬为冬季的开始。《月令七十二候集解》说：立，建始也，又说：冬，终也，万物收藏也。意思是说秋季作物全部收晒完毕，收藏入库，动物也已藏起来准备冬眠。古代历法将立冬分为『三候』：一候水始冰；二候地始冻；三候雉人大水为蜃。此节气水已经能结成冰；土地也开始冻结；立冬后，野鸡一类的大鸟便不多见了，而海边却可以看到外壳与野鸡的线条及颜色相似的大蛤。所以古人认为雉到立冬后便变成大蛤了。

# 立冬补一补，重滋益阴精
## ——立冬话食疗

**饮食习俗**　贺冬亦称"拜冬"，在汉代即有此立冬节气传统习俗。东汉崔定《四民月令》："冬至之日进酒肴，贺谒君师耆老，一如正日。"在我国北方，立冬时节人们爱吃饺子，因为饺子是来源于"交子之时"的说法。大年三十是旧年和新年之交，立冬是秋冬季节之交，因此"交子之时"要吃饺子。在我国南方，立冬人们爱吃些鸡肉、鸭肉、鱼肉。

**饮食养生**　立冬后草木凋零、蛰虫伏藏，自然界万物"生机"闭藏。天人相应，人体的阳气也相应开始潜藏于内。立冬养生以敛阴护阳为根本。元朝忽思慧《饮膳正要》中记载"冬气寒，宜食用黍，以热性治其寒"。食养以滋阴潜阳、补气填精为主。在饮食的选择上，应多选择一些银耳、白菜、木耳、枸杞等补益阴液的食物，少吃辛辣、烧烤、油炸类的食物。饮食以温热为主，可以食用糯米、红枣、芝麻、羊肉、桂圆、韭菜等，少用冷饮、海鲜等寒性食物，可以多吃坚果类的食物，如核桃、松子仁、榛子。忌食寒凉生冷黏腻之物。除此之外，还要因人而异，因食有谷肉果菜之分，人有男女老幼之别，体有虚实寒热之辨，故食物的选择也应考虑具体食用人群特征。

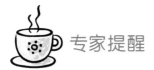 专家提醒

此季节易引起消化系统疾病。人的肠胃系统容易出现功能失调。患有胃溃疡的人疾病易复发。人们常会感到胃部不适，消化不良等症状。此时养生首先要注意保暖；其次饮食有规律，切忌暴饮暴食、酗酒，不宜吃生冷食物。立冬后因早晚温差变化大，衣物增加不及时易导致感冒等风寒疾病的发生，故应适当增减衣物，坚持锻炼，增强免疫力。同时温差的增大会加重心脑血管负担，立冬之后也是心脑血管疾病的高发期，除注意防寒保暖之外，更应保持心态的平和，不要有强烈的情绪起伏。

## 立冬养生菜

# 川贝糯米梨

清热润肺，止咳化痰
清喉降火，除烦止渴

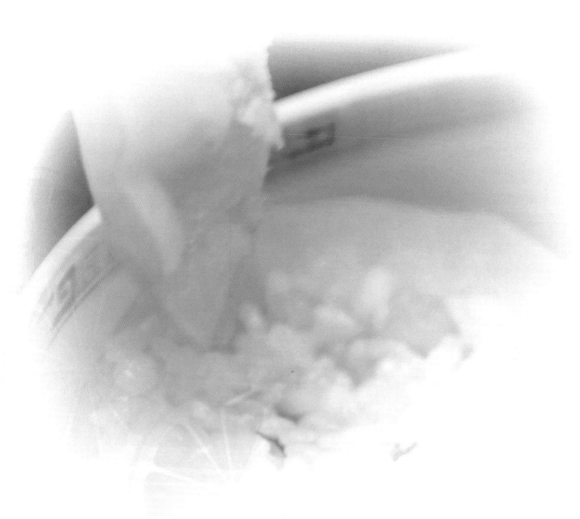

## 做 法

**食材原料**

梨3个，红枣6颗，川贝10克，冰糖12克，糯米250克。

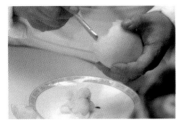

❶去核：梨用清水洗净后，用刀挖出梨核，保持梨心有一定的空间，做成梨盅。

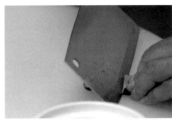

❷改刀：红枣去核，与川贝、糯米放在一起。

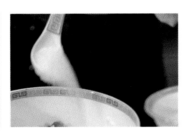

❸浸泡：糯米用清水泡2小时，川贝用水泡2小时。

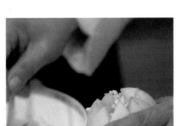

❹调味：加入冰糖调味。

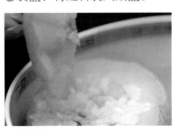

❺搅拌：冰糖与糯米搅拌均匀。

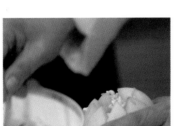

❻装盅：将配料装入梨盅。

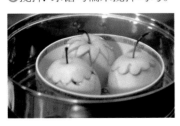

❼入锅：上锅蒸30分钟。

❽出锅：蒸好后即可食用。

**做法视频**

川贝味苦、甘，性微寒，归肺、心经。《日华子本草》称其"消痰，润心肺"，能清肺泄热化痰，又味甘质润，能润肺止咳，尤宜于内伤久咳、燥痰、热痰之证。梨能生津润燥，清热化痰。红枣补血。糯米有温补之力，暖胃之功。红枣配以糯米补脾养胃，补脾生津。诸味合用，可增强养阴、润肺、化痰之效，适宜健康与亚健康人群秋冬季调补，可防治秋燥咳嗽、咽喉干痛、口干舌燥、大便干结等病症，也适宜慢性支气管炎、阴虚久咳、高血压病、习惯性便秘患者食用。胃寒、脾虚泄泻、肺寒咳嗽者忌食。

专家点评

川贝含有多种生物碱，如川贝母碱、西贝母碱、青贝碱、炉见碱、松见碱。现代研究发现，川贝总生物碱及非生物碱部分，有明显镇咳效果。另外，川贝碱具有降压作用。

趣闻轶事

唐朝政治家魏征据传是个十分孝顺的人。他母亲多年患咳嗽气喘病，御医开出了川贝、杏仁、陈皮、法夏等药的方子。可这位老夫人怕苦不肯吃药。魏征用梨和川贝、煎水加糖后让老夫人吃，老夫人很喜欢吃。魏征见老夫人喜欢吃心中也高兴，于是每天给老夫人用中药汁和梨汁加糖熬成糖块。老夫人吃了近半个月此方，胃口大开，不仅食量增加了，而且咳嗽、气喘的病也好了。这消息很快传开了，医生也用这一妙方来为患者治病疗疾，收到了好的效果。

立冬养生菜

## 独活壮骨鸡

祛风止痛，补肝益肾

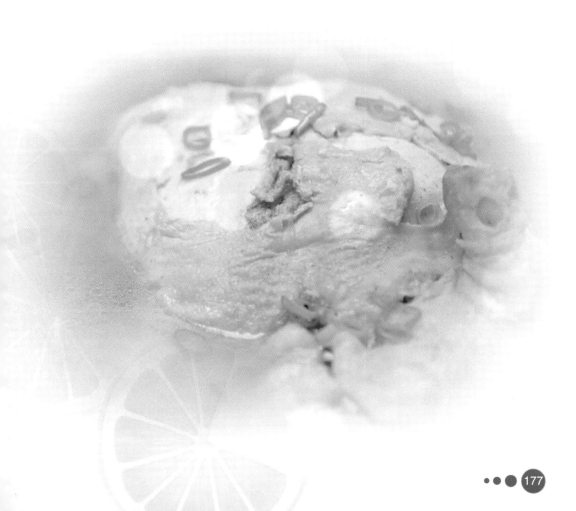

## 食材原料

白条鸡1只，独活、杜仲、牛膝、芍药、防风、地黄、秦艽各6克，细辛2克，肉桂1克，茯苓、桑寄生、人参、当归各10克，川芎、甘草各3克，葱50克，生姜20克，大蒜6瓣，食盐、料酒、花生油适量。

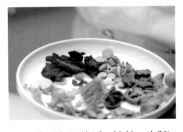

❶配药：按照独活、杜仲、牛膝、芍药、防风、地黄、秦艽各6克，细辛2克，肉桂1克，茯苓、桑寄生、人参、当归各10克，川芎、甘草各3克量配成中药，打成粉末状。

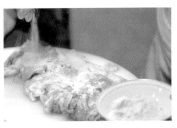

❷入味：整鸡去骨后用食盐、料酒、中药涂抹在白条鸡上，充分揉搓，让料味浸入鸡肉中，腌30分钟。

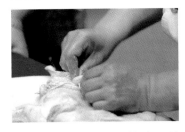

❸封口：用竹签子把整鸡口封好，防止药料外流。

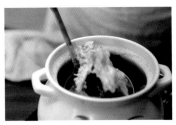

❹熬汤：用之前剔出的鸡骨架熬汤，去除骨架。

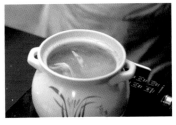

❺入锅：腌好的整鸡放入汤锅中，让汤没过整鸡。

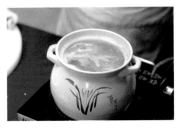

❻调味：汤中加入葱、生姜、大蒜、食盐调味。

## 做法视频

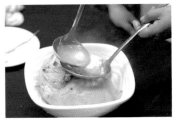

❼炖制：再焖40分钟。

❽出锅：整鸡捞出后加入鸡汤即可。

本药膳以独活、秦艽、细辛、防风祛风湿止痹痛；当归、地黄、白芍补血调血；人参、茯苓、甘草补气健脾；杜仲、牛膝、桑寄生补肝肾，强筋骨；桑寄生祛风除湿；川芎、肉桂温通血脉。鸡肉温补气血。本药膳具有祛风止痛，补肝益肾之功，适用于风寒湿三气痹阻日久，肝肾两亏，气血不足所致之腰酸腿痛无力，屈伸不利，面色苍白等。本药膳也可用于慢性关节炎、坐骨神经痛等属于风湿为患、气血不足者。

专家点评

独活用于风寒湿痹，腰膝疼痛，少阴伏风头痛。凡风寒湿痹、关节疼痛，无论新久，均可应用，尤以下部之痹痛、腰膝酸痛、两足痿痹、屈伸不利等症为适宜。现代研究发现，独活有抗炎、镇痛及镇静作用；有降压作用；对血小板聚集有抑制作用；所含香柑内酯、花椒毒素等有光敏及抗肿瘤作用。本药膳不可多食、久食，否则伤及脾胃，造成食积。

趣闻轶事

唐朝著名医学家孙思邈学富五车，同时是一个老寿星。百岁时还笔耕不辍，著书立说。所著《千金要方》和《千金翼方》两部医药学著作，是中国医药学史上的重要典籍。但他幼年身体羸弱多病，后立志学医，注意养生，尤其重视饮食调养。他在《千金方》中说："凡欲治疗，先以食疗，既食疗不愈，后乃用药尔。"独活寄生汤来源于《备急千金要方》，在治疗腰腿痛中作为首选方剂，疗效卓著。独活壮骨鸡是在独活寄生汤基础上演变出来的一款药膳方。

# 小 雪

【唐】李咸用

散漫阴风里，天涯不可收。

压松犹未得，扑石暂能留。

阁静萦吟思，途长拂旅愁。

崆峒山北面，早想玉成丘。

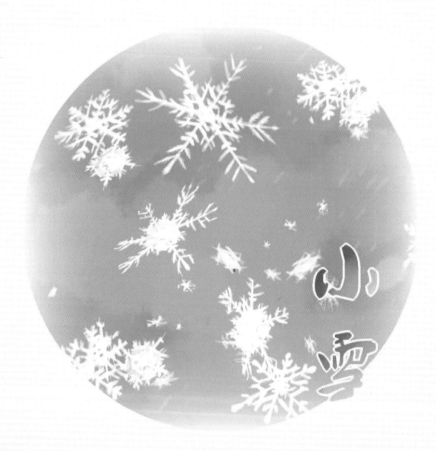

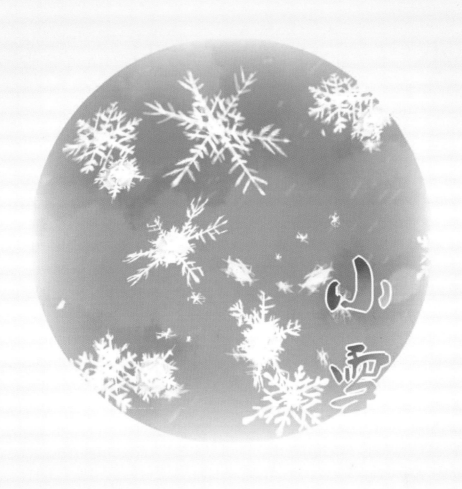

## 气候特点　小雪是二十四节

气中的第二十个节气。太阳位于黄经240°。时常通常为每年的11月22日或23日。进入该节气，我国广大地区西北风开始成为常客，气温下降，逐渐降到0℃以下，降水出现雪花，但此时为初雪阶段，大地尚未过于寒冷，虽开始降雪，但雪量不大，故称小雪。古代历法将小雪分为『三候』：一候虹藏不见；二候天气上升地气下降；三候闭塞而成冬。因为天空中的阳气上升，地中的阴气下降，导致天地不通，阴阳不交，所以万物失去生机，天地闭塞而转入严寒的冬天。

# 小雪气温降，及时添衣裳
## ——小雪话食疗

饮食习俗　民间小雪节气有"冬腊风腌，蓄以御冬"的习俗。小雪节气后，一些农家开始动手做香肠、腊肉，把多余的肉类用传统方法储备起来，等到春节时正好享受美食。在南方某些地方，还有农历十月吃糍粑的习俗。糍粑是用糯米蒸熟捣烂后所制成的一种食品，是我国南方一些地区流行的美食。台湾中南部海边的渔民们会开始晒鱼干、储存干粮。吃"刨汤"是土家族的风俗习惯，在"杀年猪，迎新年"民俗活动中，用热气尚存的上等新鲜猪肉，精心烹饪而成的美食称为"刨汤"。

饮食养生　小雪节气天气干燥，温度降低，人体中寒气旺盛，养生不仅要遵从"冬季养肾、敛阴、护阳、藏精"的总原则，还应遵循"虚则补之，实则泻之，寒则补之，热则凉之"的原则，注重补气填精、温补肾阳，可以食用温性或热性的食物，以提高机体的耐寒能力。宜选用的食物有人参、肉桂、黄芪、羊肉、牛肉、芝麻、大豆、花生、栗子、鸡肉等，以温补肾阳。同时考虑"省咸增苦"的原则，少食用咸味食品，防止肾水过多，多食用苦味食品，使肾气旺盛、心脏功能正常，以达到补肾养心的目的。黑色的食物，有助于滋补肾气，可以选择黑米、黑豆、黑芝麻等，均可以滋补肾气，有助于身体抵御寒冬。

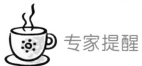 专家提醒

小雪时节，天气阴冷晦暗，光照较少，此时容易引发或加重抑郁症。药王孙思邈在《千金方·食治篇》中记载"食能祛邪而安脏腑，悦神，爽志，以资气血"，故此时的调养注重"使神悦、使志爽"。同时注意养护心脑血管，防寒保暖，预防心脑血管疾病的发生。小雪节气，正是肺心病患者病情加重的时候，因为寒冷干燥的空气能刺激气管，使之咳嗽、咳痰、呼吸困难，病情加重，饮食以高营养为主，以增强抵抗力。应逐渐增多室外活动，提高机体对于低温的适应能力。

## 小雪养生菜

# 秋白戏红娘

食疗功效

补气养血，通利肠胃

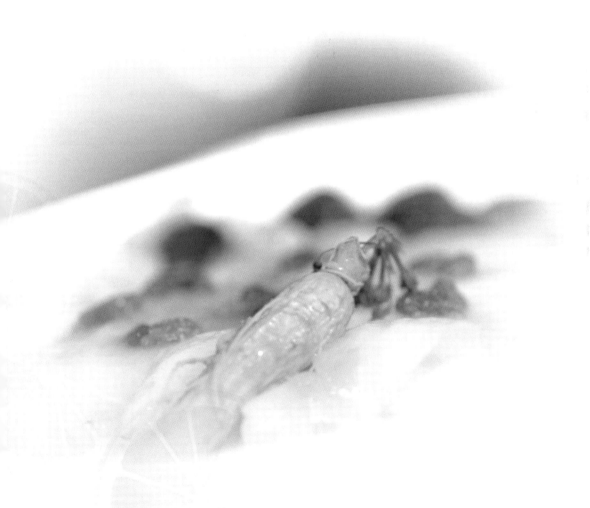

秋白菜半棵，五花肉250克，红枣50克，人参1棵，枸杞子25克，陈醋、黄酒、豆油、淀粉、盐、味精、白糖适量，葱、姜少许。

## 做 法

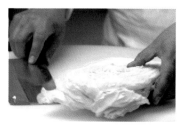

❶改刀：将白菜去菜根部分，横切一刀、竖切三刀。

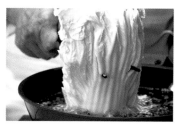

❷油炸：用两根筷子插入白菜的叶部，根部用温油炸透，备用。（整颗白菜便于长时间加热，营养不流失）

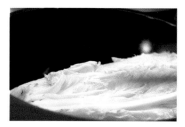

❸入锅：葱、姜炝锅，放入炸好的白菜及煮好的五花肉。

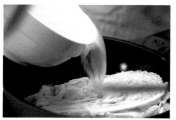

❹调味：加入黄酒、高汤、白糖、盐、味精、白醋调味。

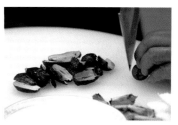

❺改刀：红枣去核。

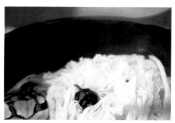

❻入锅：人参、红枣加入锅内。

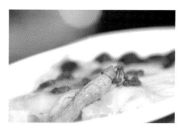

❼炖制：加入枸杞子，炖20分钟。

❽出锅：白菜捞出放入盘中，用小刀把白菜做成大树形，把红枣摆入边上，枸杞子和人参摆入白菜根部。

白菜通利肠胃，补虚损；五花肉滋阴养血；人参大补元气，补脾益肺，生津止渴，安神益智；枸杞有补肾强身之力，有养血明目之功；红枣在这道菜中，增加了人参的滋补之力。本药膳是气血虚弱、脾胃不和之人的进补良方。

**专家点评**

人参主要含人参皂苷 $Rg_1$、$Rb_1$ 等 30 多种人参皂苷、$\alpha$ – 人参烯等挥发油、人参酸等有机酸、人参黄酮苷等黄酮以及木脂素、甾醇、氨基酸、多糖等。其中，人参皂苷及多糖等为主要有效成分，能增强机体抵抗力，抗维生素 $B_1$、$B_2$ 缺乏症，减少疲劳感；可以降低血糖，与胰岛素有协同作用；并且能促进造血器官的造血功能，改善贫血。

**趣闻轶事**

这道菜是当年宫女、太医和厨师一起推荐给慈禧太后的，主要考虑到慈禧太后当时已经 70 岁的高龄，身体出现了气血虚弱、脾胃不和等现象。慈禧太后吃了这款菜非常高兴，就问身边的宫女，这道菜叫什么名字？宫女说叫"秋白戏红娘"。慈禧太后在想，这道菜为什么叫秋白戏红娘呢？思前想后，恍然大悟，自己都已经 70 岁了，宫廷的宫女也都岁数大了。秋天了，丰收的季节，宫女们也该谈婚论嫁了，后来慈禧太后特赦把一些岁数大的宫女就给送出宫了。

## 小雪养生菜
# 菊花白菜

美容养颜,活血调经

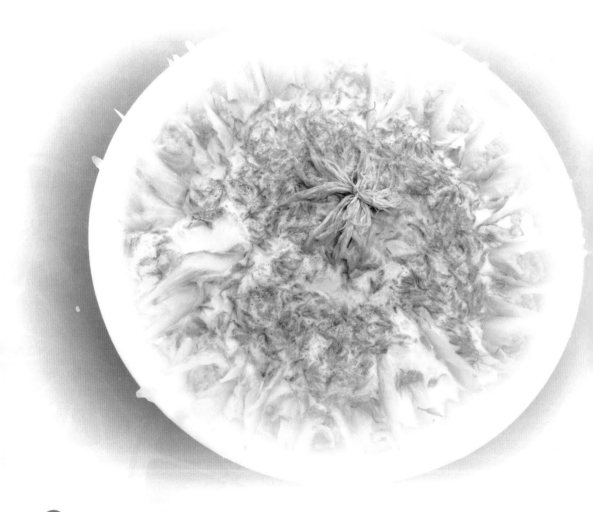

## 做法

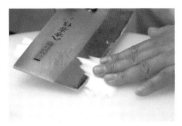

❶改刀：白菜去叶，片成大片。

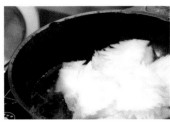

❷入锅：白菜下锅焯熟后，捞出淋干水分备用。

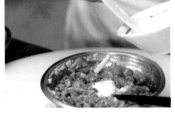

❸调馅：猪肉剁成馅，放入料酒、葱末、姜末、鸡蛋清，加少许食盐、味精、料酒、香油调味，加淀粉搅拌黏稠。

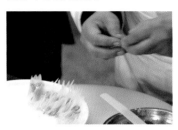

❹包馅：用白菜包裹肉馅装盘。

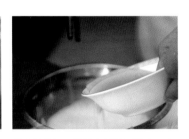

❺打鸡蛋：将鸡蛋打入容器内，按顺时针方向搅拌均匀。

❻调蛋液：将泡好的红花水一起倒入鸡蛋内打匀，加少许食盐、味精，按照 1∶1.5 的比例加入 60~70℃温水，加入 1 克红花。

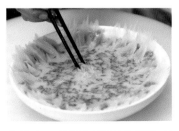

❼装盘：将调好的蛋液倒进码好白菜的汤盘中，中间加一朵菊花。

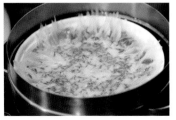

❽入锅：蒸 5 分钟即可。

### 食材原料

白菜 300 克，猪肉 150 克，鸡蛋 15 克，红花 1 克，葱白、生姜、食盐、料酒、味精、淀粉、香油适量。

做法视频

白菜具有养胃生津，除烦解渴，利尿通便，清热解毒的作用；猪肉有润肠胃，生津液，补肾气，解热毒的功效；菊花具有清肝明目和解毒消炎的作用；红花为活血通经药，活血行瘀，利气止痛。本药膳补益气血，活血调经，适宜于久病体弱等兼有瘀血者食用。

专家点评

白菜含蛋白质、脂肪、糖类、粗纤维、钙、磷、镁、铁、胡萝卜素、维生素、视黄醇、硫胺素、核黄素等成分。现代研究发现，白菜能促进肠壁蠕动，帮助消化，对防治坏血病和增强毛细血管强度有益。

趣闻轶事

白菜被称为菜中之王，也是古代宫廷常吃的主菜，如开水白菜、富贵白菜、玉兔白菜、宫廷辣白菜。菊花白菜以白菜做主料加上猪肉、鸡蛋、少许红花，是补益气血、美容养颜的养生药膳。

# 大　雪

【宋】陆游

大雪江南见未曾，今年方始是严凝。

巧穿帘罅如相觅，重压林梢欲不胜。

毡幄掷卢忘夜睡，金羁立马怯晨兴。

此生自笑功名晚，空想黄河彻底冰。

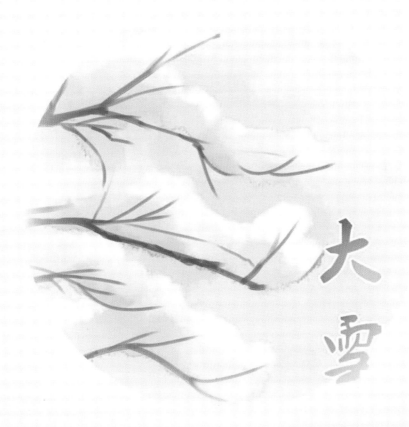

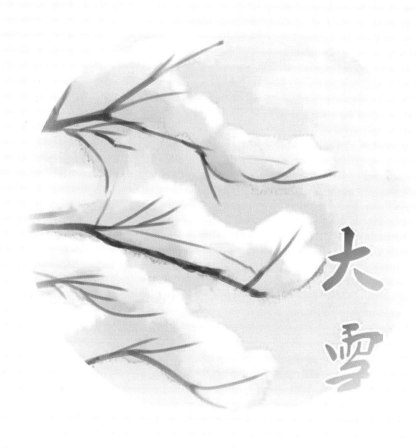

大雪

## 气候特点 大雪是农历

二十四节气中的第三个节气，也是冬季的第三个节气，标志着仲冬时节的正式开始。太阳位于黄经255°。时间通常为每年的12月7日或8日。此时太阳直射点快接近南回归线，北半球昼短夜长。古代历法将大雪分为『三候』：一候鹖鸥不鸣；二候虎始交；三候荔挺出。这是说此时因天气寒冷，寒号鸟也不再鸣叫了；因为此时是阴气最盛时期，正所谓盛极而衰，阳气已有所萌动，所以老虎开始有求偶行为；『荔挺』为兰草的一种，也感到阳气的萌动而抽出新芽。

190 ● ● ●

# 大雪宜早起，保暖护阳气
## ——大雪话食疗

饮食习俗　老南京有句俗语，叫做"小雪腌菜，大雪腌肉"。大雪节气一到，家家户户忙着腌制"咸货"。将腌好的鱼、肉挂在朝阳的屋檐下晾晒干，以迎接新年。在包头地区有句俗谚说"小雪杀猪，大雪宰羊"。大雪节气到，就是杀猪准备年货的时刻。

饮食养生　大雪后天气寒冷，阳气潜伏，阴气旺盛，从中医养生学的角度看，大雪已到了进补的大好时节，俗话说"三九补一冬，来年无病痛"。冬令进补以温补助阳、补肾壮骨、养阴益精为原则，有助于体内阳气的升发。但不可盲目进补，以免过于燥热而有损健康。另外，进补过程中也要注意五味调和，不可过于偏嗜某一味，而导致体质偏颇，并要在平衡膳食的基础上适当进补。阳虚之人注重温补阳气，可选择的食物有山药、栗子、鸡肉、红枣等，禁忌干冷生硬的食物。阴虚之人注重防燥护阴、滋润肾气，可选择一些柔润的食物，如牛奶、鸡蛋、蜂蜜，禁忌食用燥热的食物，如辣椒、胡椒。

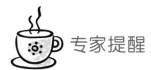 专家提醒

大雪时节，天干物燥，可食用新鲜蔬菜、水果减少，易于导致维生素缺乏，如B族维生素缺乏易诱发口角炎。同时，此节气气温幅度变化大，冷空气易于诱发呼吸系统疾病和心脑血管疾病。衣物增加的不及时又易于感冒，要做好风寒感冒的预防工作。做好头部及脚部的防冻，防止冻疮的发生。

## 大雪养生菜

# 黄芪猴头汤

补虚益气，健脾补脑

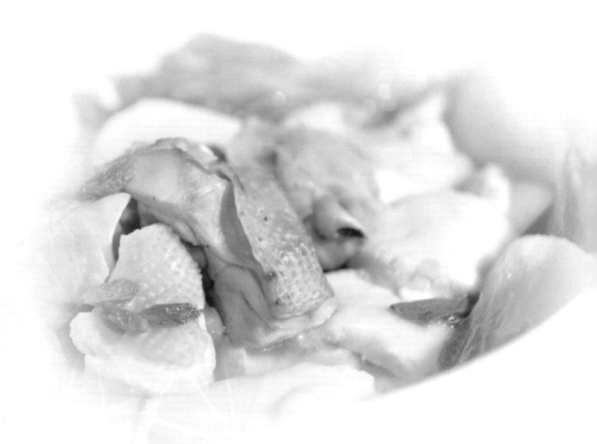

## 做 法

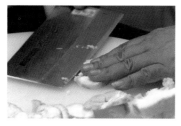

❶改刀：将猴头菇切片，热水焯熟。

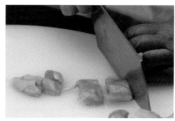

❷改刀：老母鸡按通常宰杀后洗净，切成约长3厘米、宽1.5厘米的条块。（顶丝切）

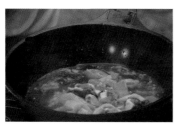

❸入锅：热水焯至鸡肉变色后捞出。（开水下锅，锁住鸡肉营养成分）

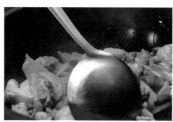

❹炝锅：锅烧热下入少许底油，生姜、葱白炝锅后，放入鸡块共煸炒。

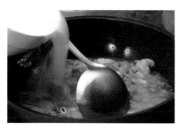

❺调味：锅内加入高汤、黄酒、黄芪、食盐、味精、胡椒粉调味，炖制30分钟。

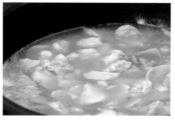

❻入锅：锅内下入焯好的猴头菇，炖制10分钟。

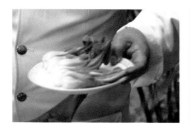

❼入锅：10分钟后下入小白菜，炖制5分钟。

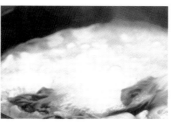

❽出锅：5分钟后可出锅食用。

### 食材原料

猴头菇150克，老母鸡250克，黄芪30克，生姜15克，葱白20克，食盐5克，胡椒面3克，料酒10克，小白菜心100克，清汤750克，味精适量。

### 做法视频

## 药膳功用

黄芪补气升阳，固表止汗；猴头菇有利五脏，助消化，补虚损的功效；鸡肉则能温中益气，填精补髓。本药膳荤素结合，补虚而不滋腻，祛邪而不伤正。对脾虚胃弱，食少乏力，气虚自汗，或由于气血两虚所致眩晕心悸、健忘、面色无华等症具有较确切的功效。

## 专家点评

猴头菇为猴头菌子实体，含挥发油、蛋白质、多糖类、氨基酸、维生素、矿物质，以及猴头菌酮、猴头菌碱、植物凝集素、葡聚糖、多种麦角甾醇等。现代研究发现，其多糖体及肽类为抗癌物质，尤其对胃癌有较好的疗效。猴头菇可促进食欲，增强胃黏膜屏障功能。此外，猴头菇含核酸类物质，可以抑制血清和肝脏中胆固醇上升，有降血压、降血脂的功效。

## 趣闻轶事

猴头菇是我国传统的名贵菜肴，肉嫩、味香、鲜美可口。相传早在三千年前的商代，已经有人采摘猴头菇食用。但是由于猴头菇稀少，这种山珍只有宫廷、王府才能享用。黄芪不仅是一味名药，还被广泛用于食疗。黄芪粥是我国传统的药粥，在宋朝已经风行，从苏轼的"黄芪煮粥荐春盘"可见，苏轼是食用过黄芪粥的。黄芪猴头汤主要由黄芪和猴头菇组成，可作为病后体弱、体虚易患感冒及营养不良、胃溃疡患者的滋补食疗膳食。

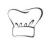

# 金凤卧雪莲

**食疗功效**

补肾壮阳，滋阴养血

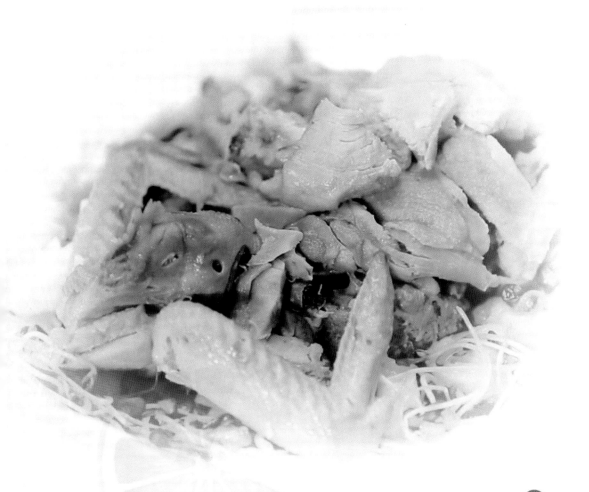

# 做 法

## 食材原料

白条鸡1只，鲜虾仁30克，熟火腿30克，熟鸡蛋黄3个，鸡蛋清液，青豌豆苗30克，猪排骨50克，冬虫夏草、陈皮、花椒、桂皮、香草叶、葱、姜适量，料酒、味精、胡椒粉、食盐、豆油、高汤、白糖适量。

## 做法视频

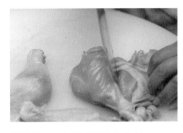

❶改刀：白条鸡剁成大块。

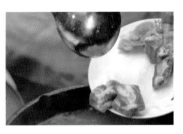

❷焯水、过油：将鸡肉和排骨入锅焯水后，取出沥干，入油锅略炸。

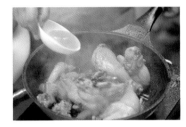

❸翻炒：锅内加底油，加冬虫夏草、陈皮、桂皮、花椒、香草叶、葱、姜等炒香，倒入鸡肉和排骨，加入料酒和高汤，开锅后加食盐、味精、白糖调味，再用小火焖1小时。

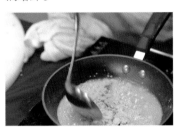

❹炒面：熟鸭蛋黄压碎，与面粉一起用油翻炒。

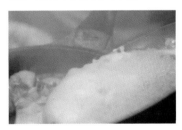

❺调汤：用原汤调汁，再倒入炖好的鸡肉和排骨中。

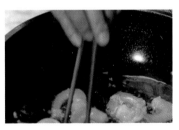

❻过油：鲜虾仁加入少许蛋清抓匀，入油锅稍炸。

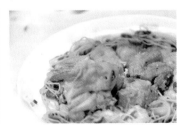

❼翻炒：将豆苗和虾仁入锅翻炒，加入食盐和味精调味。

❽摆盘：按照虾仁、青豌豆苗、排骨和鸡肉的顺序，由下至上摆盘，盘边加蛋泡糊，蒸1分钟即可。

鸡肉肉质细嫩，有滋补养身的作用；猪排骨增加温补之力，增香提味；冬虫夏草补肾益精，益肾壮阳；青豌豆苗健胃消食；鸡蛋补阴益血，补脾和胃，健脑益智。本药膳为温里散寒，补肾壮阳，滋阴养血的良方，尤其适宜冬季进补，也适宜肾阳不足所致的腰膝酸软、遗精遗尿及健忘、记忆力减退、老年性痴呆症等患者食用。

**专家点评**

冬虫夏草含有虫草酸、奎宁酸、冬虫夏草素、虫草多糖、维生素 A、维生素 C、维生素 $B_{12}$、烟酸、麦角甾醇、多种氨基酸等成分。现代研究发现，虫草多糖能促进淋巴细胞转化，有增加免疫、抗肿瘤的作用；虫草酸（D-甘露醇）可以显著降低颅压，促进机体新陈代谢。冬虫夏草中的超氧化物歧化酶可以消除机体内超氧自由基，具有抗衰老、抗癌的作用。

**趣闻轶事**

据传，慈禧在西逃途中遭遇大雪，只能在附近废弃的破草屋，凑合一宿。慈禧睡到第二天中午才醒来，随即太监李莲英将御膳送上让慈禧享用。这些饭菜中除宫廷中常规的一些菜肴外，另外增加了一道鸡肴，慈禧问此肴有何来历？李莲英回答道："新菜名叫'金凤卧雪莲'。是因为老佛爷昨晚睡觉时，风卷雪花进了屋子里，洒满了一地，连被子上也积有薄薄的一层，而老佛爷却安睡，就像凤凰睡在雪地里。"慈禧闻之大喜，连称妙哉。

# 小 至

【唐】杜甫

天时人事日相催，冬至阳生春又来。

刺绣五纹添弱线，吹葭六琯动浮灰。

岸容待腊将舒柳，山意冲寒欲放梅。

云物不殊乡国异，教儿且覆掌中杯。

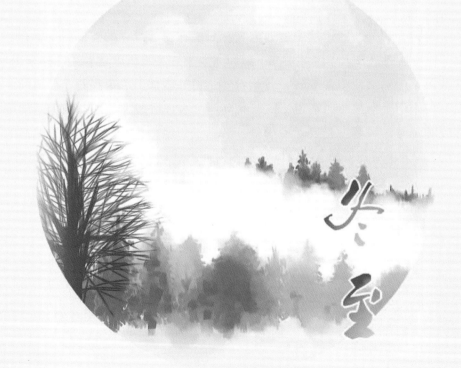

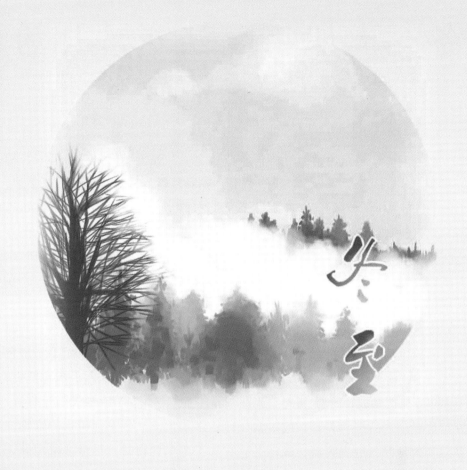

气候特点：冬至是二十四节气中最早制订出的一个节气。太阳位于黄经270°。时间通常为每年的12月22日或23日。古人对冬至的说法是：阴极之至，阳气始生，日南至，日短之至，日影长之至，故曰『冬至』。古代历法将冬至分为『三候』：一候蚯蚓结；二候麋角解；三候水泉动。传说蚯蚓是阴曲阳伸的生物，此时阳气虽已生长，但阴气仍然十分强盛，土中的蚯蚓仍然蜷缩着身体；麋与鹿同科，却阴阳不同，古人认为麋的角朝后生，所以为阴，而冬至一阳生，麋感阴气渐退而解角；因为阳气初生，所以此时山中的泉水可以流动并且温热。

# 冬至大如年，祛寒娇耳汤
## ——冬至话食疗

**饮食习俗**　冬至过节是汉族传统节日之一，源于汉代，盛于唐宋，相沿至今。冬至俗称"冬节""长至节""亚岁"等。北方地区有冬至宰羊、吃饺子、吃馄饨的习俗。冬至吃饺子，是不忘"医圣"张仲景"祛寒娇耳汤"之恩，至今仍有"冬至不端饺子碗，冻掉耳朵没人管"的民谣。南方地区在这一天则有吃冬至米团、冬至长线面的习惯，而苏南人在冬至时吃大葱炒豆腐。姑苏地区对冬至这一节气非常重视，传统的姑苏人家，会在冬至夜喝冬酿酒，冬酿酒是一种米酒，加入桂花酿造，香气宜人。

**饮食养生**　冬至的到来是阴气盛极而衰，阳气开始萌生的时刻。此时进补是养生的大好时机，主要是因为"气始于冬至"，可扶正固本、培育元气，使闭藏之中蕴含活泼生机，有助阳气的升发，增强体质、御寒抗病，为来年春阳之生打下坚实基础。饮食调养注重"温热"，因冬天阳气日衰，故宜食温热之品护脾养肾，应少食生冷，多喝粥汤。冬季食用生冷食物，容易刺激肠胃，造成腹痛、腹泻等。在加工冬季食物时，尽量多采用炖、煮、蒸、烩等烹调方式，这样更易保存食物营养，有利健康。

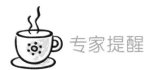 专家提醒

　　冬至节气，气温不断下降，容易引起气管炎、哮喘等病。应注重饮食调养，此时若食用生冷，易加重体寒，故宜多食用一些具有温补作用的膳食，以有助于阳气生发，祛除寒气，温肾养肾，达到强身健体的目的。另外，北方冬季更为严寒，寒冷干燥易导致皮肤皲裂，宜多食用新鲜水果、蔬菜为身体补充水分。冬令进补时间的选择因人而异。此节气是慢性疾病又属于阳虚体质的人进补的大好时机。

冬至养生菜

当归生姜
羊肉汤

食疗功效

温中补虚，散寒调经

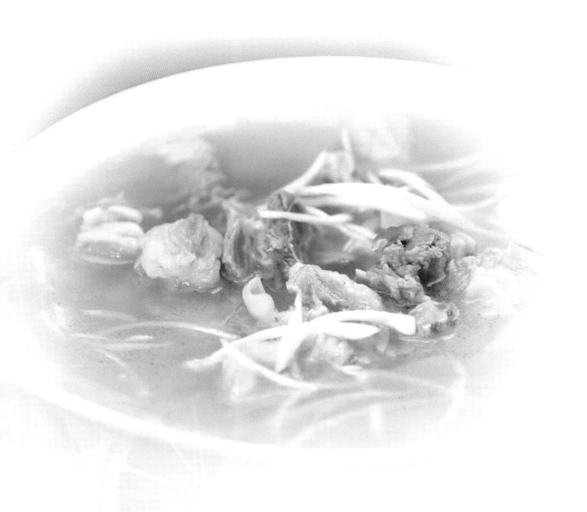

## 食材原料

羊肉 500 克，
当归 30 克，
生姜 30 克，
食盐、料酒、
胡椒粉、味精、
豆油适量。

## 做 法

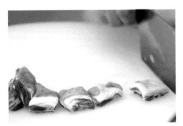

❶改刀：将羊肉洗净、除去筋膜，切成小块。

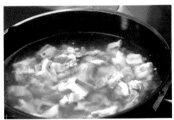

❷入锅：羊肉块入锅，焯去血水，羊肉变色后出锅。

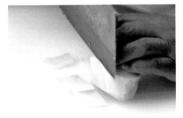

❸改刀：生姜切成薄片。

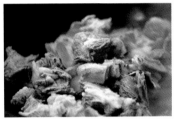

❹入锅：锅中少许底油，姜片下锅煸炒片刻，再倒入羊肉煸炒。

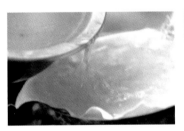

❺调味：加入料酒、过滤的羊肉汤、当归汤。（当归提前泡半小时）

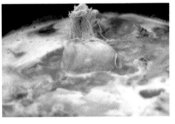

❻入锅：当归用纱布包住捆扎好，放入锅中，炖制 3 小时。

## 做法视频

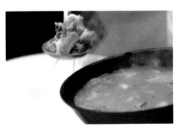

❼调味：起锅后，加入少许食盐、味精及适量胡椒粉。

❽出锅：取出当归包，出锅食用。

当归补血调经，活血化瘀，缓急止痛，润肠通便，其特点是补血不滞血，活血不伤血，为调经补血第一要药；羊肉为血肉有情之品，性温热，暖中补虚，补肾填精，开胃壮力，散寒除湿。当归配羊肉，以增强羊肉补虚温阳之力，使该汤既补血活血，又能止痛。生姜温散，以助羊肉散寒暖胃，又可辟除羊肉之膻味。合而为汤，活血养血，温中补虚，散寒调经止痛。本药膳是有名的食疗经方，治血虚有寒诸证，亦可作冬季常食之品。

专家点评

当归含挥发油、当归多糖、多种氨基酸、维生素 A、维生素 E、维生素 $B_{12}$ 及多种人体必需的营养物质等，能抗血栓、抑制血小板聚集、增强造血功能、扩张血管、降压、抗心肌缺血，提高免疫功能，且对子宫平滑肌具有兴奋和抑制双向作用。

趣闻轶事

张仲景是东汉著名医学家，被尊称为"医圣"，因曾出任长沙太守，又被称为"张长沙"。他做长沙太守时，逢农历每月初一、十五，便停止公务，而设案于大堂之上给老百姓治病，称为坐堂医生。当归生姜羊肉汤出自张仲景所著《金匮要略方治》里面的其中一方。本方是医圣张仲景用来治疗虚寒腹痛之名方。此方组成简单，效果显著，是一道风味独特的药膳，特别适于体质虚寒的人日常食用。

# 牛肉养生水饺

冬至养生菜

抗寒强体，健骨强腰

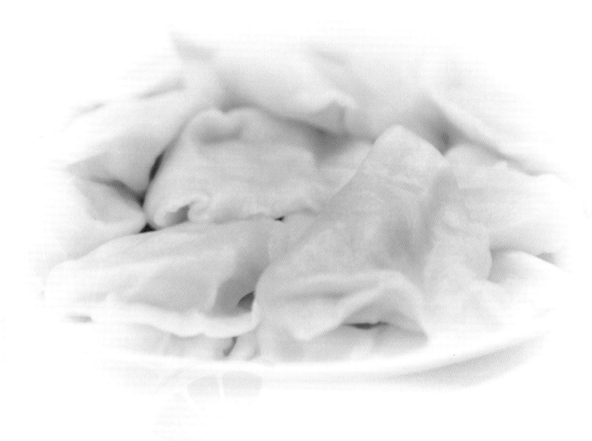

## 做 法

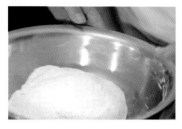

❶和面：将面粉放入盆内，加水和少许盐和成面团后，加盖饧15分钟。（一斤面加四两半水）

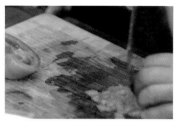

❷改刀：生姜切末、洋葱切小丁。番茄开水烫过去皮后，切成小丁，枸杞子切碎。

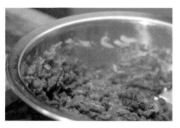

❸拌馅：切好的配料加入牛肉馅中，加少许蚝油、花椒水、食盐、胡椒粉调味。

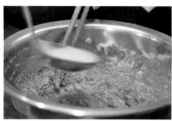

❹调味：将调好的牛肉馅加入高汤、胡萝卜汁，顺时针方向不断搅动，使汤汁与牛肉馅融为一体，最后放豆油、香油即可。

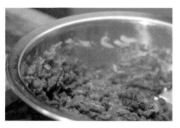

❺搅拌：顺时针方向搅拌肉馅。

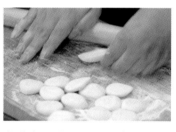

❻擀皮：将面团搓成条状、揪成小块，擀成饺子皮。

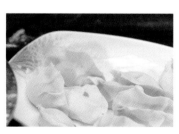

❼包馅：用饺子皮包馅。

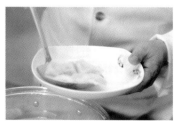

❽入锅：水开锅后，饺子下锅，煮熟后出锅即可。

### 食材原料

牛肉250克，面粉500克，清水200克，洋葱50克，番茄50克，枸杞子10克，生姜10克，胡萝卜汁50克，蚝油、高汤、食盐、胡椒粉、花椒水、味精、豆油、香油适量。

### 做法视频

## 药膳功用

生姜增加牛肉的温补之力；洋葱有降血脂之功效；番茄中的番茄红素有助于人体防寒抗寒；胡萝卜中的胡萝卜素有明目之功；枸杞子有补肾壮阳之功。

## 专家点评

牛肉含蛋白质、脂肪、维生素 $B_1$、维生素 $B_2$ 以及钙、磷、铁、胆固醇，其营养价值很高。现代研究发现，牛肉富含肉毒碱和肌氨酸，它们对增长肌肉、增强力量有作用；牛肉中的维生素 $B_6$，可帮人体增强免疫力，促进蛋白质的新陈代谢和合成；牛肉富含亚油酸，有降胆固醇的作用。

## 趣闻轶事

饺子原名"娇耳"，相传是我国医圣张仲景首先发明的。张仲景从长沙告老还乡后，正好赶上冬至这一天，走到家乡白河岸边，见很多穷苦百姓忍饥受寒，耳朵都冻烂了。于是他在冬至那天开张，向穷人舍药治伤。在家门口架起大锅，用羊肉、辣椒和一些祛寒中药，做成"祛寒娇耳汤"，分给大家吃。人们吃下祛寒汤后浑身发热，血液通畅，两耳变暖。老百姓从冬至吃到除夕，治好了冻耳。张仲景"祛寒娇耳汤"的故事一直在民间广为流传。每逢冬至和大年初一，人们吃着饺子，心里仍记挂着张仲景的恩情。

# 小寒食舟中作

### 【唐】杜甫

佳辰强饮食犹寒，隐几萧条戴鹖冠。

春水船如天上坐，老年花似雾中看。

娟娟戏蝶过闲幔，片片轻鸥下急湍。

云白山青万余里，愁看直北是长安。

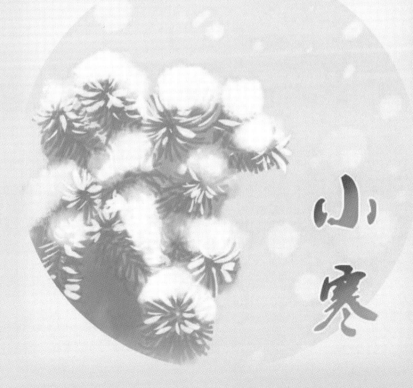

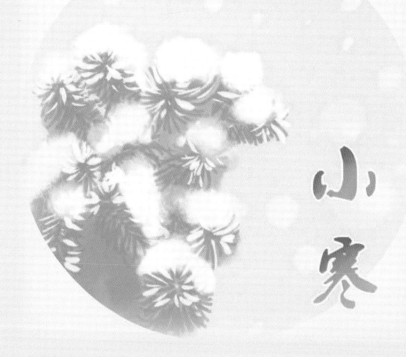

小寒

气中的第二十三个节气，也是冬季的第五个节气，标志着冬季时节的正式开始。太阳位于黄经285°。时间通常为每年的1月5日或6日。此时气候开始寒冷。古代历法将小寒分为『三候』：一候雁北乡，二候鹊始巢，三候雉始鸲。古人认为候鸟中大雁顺阴阳而迁移，此时阳气已动，所以大雁开始向北方到处可见到喜鹊，并且感觉到阳气而开始筑巢；第三候『雉鸲』的『鸲』为鸣叫的意思，雉在接近四九时会感阳气的生长而鸣叫。

208 ●●●

# 寒鸦近北首，慵人向阳居
## ——小寒话食疗

**饮食习俗**　小寒节气中有一重要的节日是"腊八节"。民俗就是喝"腊八粥"，以起到暖胃消寒的作用。腊八粥又称"七宝五味粥"。我国喝腊八粥的历史已有一千多年。每逢腊八这一天，不论是朝廷、官府、寺院还是黎民百姓家都要做腊八粥。到了清朝，雍和宫的腊八盛典极为隆重。当天，皇帝、皇后、皇子等都要向文武大臣、侍从宫女赐腊八粥，并向各个寺院发放米、果等供僧侣食用。据史料记载，初七清晨，皇帝派来的监粥大臣下令生火，每一锅粥用小米 12 石，杂粮、干果各 50 公斤，干柴 5000 公斤，共熬 6 锅，并一直监视到粥全部熬好，初八凌晨直到天亮舍粥完毕，盛典才宣告结束。

**饮食养生**　中医认为寒为阴邪，最寒冷的节气也是阴邪最盛的时期。从饮食养生的角度讲，要特别注意在日常饮食中多食用一些温热食物以补益身体，防御寒冷气候对人体的侵袭。《黄帝内经》中记载"春夏养阳，秋冬养阴"。冬日养生，注重养肾，同时注重对气血阴阳的滋补，可选择人参、黄芪、阿胶、枸杞子、当归、冬虫夏草、红枣、核桃仁、百合、莲子、栗子等。

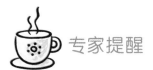 专家提醒

小寒时节正处于民间三九最冷时期，"三九、四九冰上走"说明天气寒冷。此时是心脑血管疾病、慢性支气管炎、肾炎等疾病的高发时期。同时从冬至到小寒、大寒前后，最容易发生冻伤、瘙痒症和中风等疾病。此时注重增添衣物，防寒保暖，温肾护阳。同时体育活动可以选择散步、慢跑为主，遇到寒冷空气时防治呼吸道疾病的发生。注意室内通风。

# 小寒养生菜

## 杜仲腰花

补肾益精，健骨强体

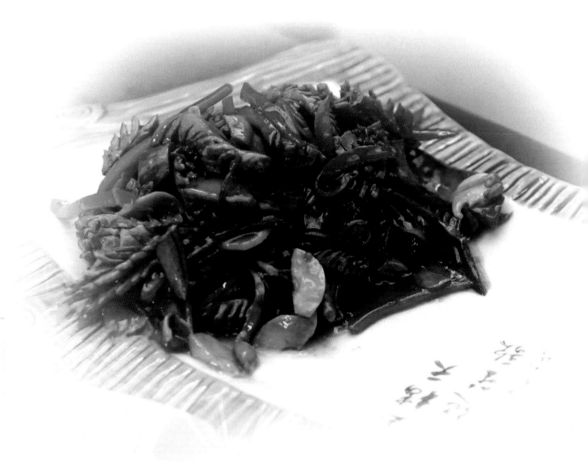

## 做法

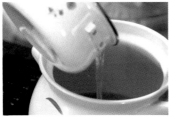

❶熬汁：杜仲提前泡 3 小时，加水 300 毫升，煲 20 分钟后去渣，熬成 50 克浓汁，除去杜仲。

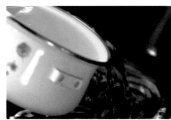

❷热油：豆油倒入锅内加热。

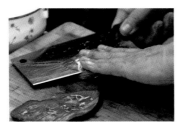

❸改刀：猪肾剖为两片，刮去筋膜，切成腰花。

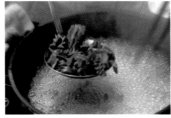

❹入锅：切好的腰花入油锅炸至腰花定型。

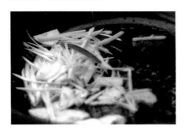

❺炝锅：生姜、葱切丝，大蒜切片，入油锅炝锅，加少许料酒、酱油和熬好的杜仲汁。

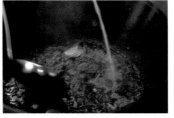

❻调味、勾芡：再加少许食盐、味精、白糖、白醋调味，加少量水淀粉勾芡。

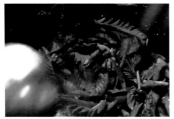

❼入锅：炸好的腰花倒入锅内，加彩椒丝翻炒。

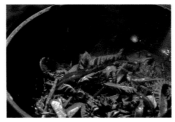

❽出锅：锅内加入少许明油，翻炒后即可。

### 食材原料

猪肾 250 克，杜仲 12 克，葱 50 克，大蒜 10 克，生姜 10 克，料酒、酱油、白醋、豆油适量，淀粉、花椒、白糖、食盐、味精适量。

做法视频

本药膳以杜仲、猪肾为主。猪肾具有补肾气，助膀胱等作用；杜仲补肝肾，壮筋骨。二者相伍，可阴阳并调，而以滋化阳气偏重，故全方为助阳健身为主之药膳方，适用于肾虚腰痛膝软，阳痿遗精，耳鸣眩晕，夜尿频多。

**专家点评**

杜仲甘温，归肝、肾经，擅长补肝肾，强筋骨，且能安胎，为临床治疗肾虚腰痛、痿痹瘫软必用之品。现代研究发现，杜仲的提取物及煎剂对动物有持久的降压作用，能使高血压患者血压有所降低，并改善头晕、失眠等症状，能调节免疫功能使之平衡。

**趣闻轶事**

早在两千多年前，杜仲就被《神农本草经》列为上品。关于杜仲还有一个感人的传说。相传，有一对家境十分贫寒的母子，儿子名叫杜仲。他们全靠上山砍柴维持生活。母亲常年腰腿疼痛，儿子积劳成疾，也落了个腰腿疼痛的病根。一天，他上山砍柴，靠在一棵树上，腰腿疼痛得到了缓解。杜仲取了一些树皮回家给母亲煎汤喝，母亲的病也好转了。人们后来就把这种树皮命名为杜仲。后人将杜仲熬水，与猪肾共烹，做成了具有强腰肾、壮筋骨、愈阳痿之功效的药膳。

## 小寒养生菜

# 养生萝卜饼

食疗功效

滋补强身，调理脾胃

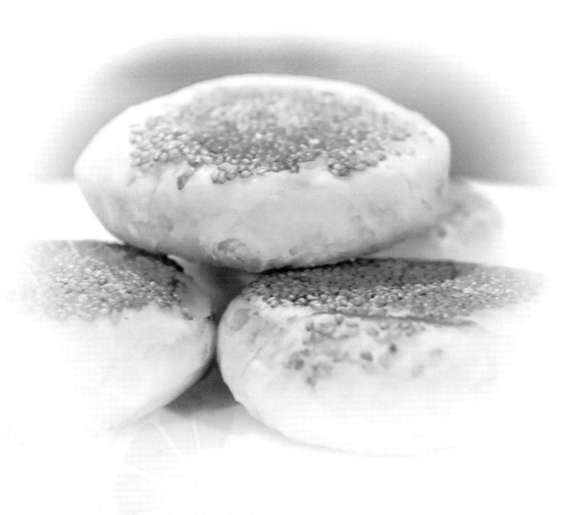

## 食材原料

白萝卜 250 克，火腿 50 克，香菜 20 克，虾皮 15 克，葱、姜各 20 克，面粉 350 克，酵母粉 5 克，面碱 2 克，色拉油 100 克，芝麻 120 克，食盐、味精、白糖、料酒、香油适量。

### 做法视频

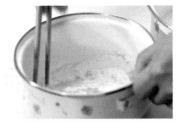

❶和油面：取面粉 200 克，沙拉油 20 克，制成油酥面团。

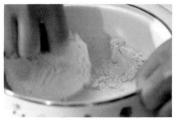

❷和发面：取面粉、温水少量、酵母粉 5 克、面碱 2 克和成面团，醒发 1 小时。

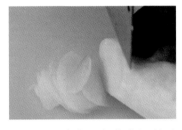

❸改刀、焯水：白萝卜切丝后焯水去除辣味，切断。

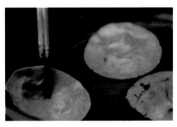

❹油煎、切丝：火腿稍煎后切丝。

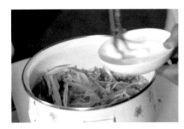

❺调味：香菜切段，虾皮洗净，葱、姜切细丝，与火腿丝一起加入白萝卜丝中。加料酒、食盐、味精、香油拌成馅。

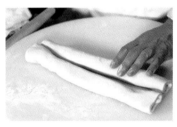

❻包酥：用发好的面团擀成大片，包上酥面团擀匀，从两侧卷成卷，一分为二，揪成小面块。

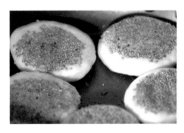

❼包馅：小面块稍压后包上馅心，再沾上芝麻擀成厚饼。

❽入锅：平底锅刷上油烧热后，放入包好的萝卜丝饼，烙成两面金黄、层次分明即可。

萝卜润肺，止咳化痰，生津止渴，消食理气；虾皮补钙，补肾壮阳。本药膳可滋补强身，调理脾胃，适宜于冬季食用。

白萝卜性平，味辛、甘，归肺、脾、胃经，消食除胀，降气化痰，消脂通便。《本草纲目》称之为"蔬中最有利者"。白萝卜是一种常见的蔬菜，生食、熟食均可，其味略带辛辣味。现代研究发现，白萝卜含芥子油、淀粉酶和粗纤维，具有增强食欲，促进消化，加快胃肠蠕动和止咳化痰的作用。

馅饼是汉族民间家常食品，制作方式有煎、烤、焗等，由饼皮包着馅料。馅料可以是各类型的食材，如肉类、蔬菜、海鲜及蛋，味道以北方的咸香鲜口味为主。俗话说"冬吃萝卜夏吃姜，不用大夫开药方"，萝卜的营养价值自古以来就被广泛肯定，所含的多种营养成分能增强人体的免疫力。养生萝卜饼是以白萝卜配火腿、香菜、虾皮等做成的特色馅饼，适宜健康与亚健康人群冬季调养。

# 大 寒

## 【宋】陆游

大寒雪未消，闭户不能出，
可怜切云冠，局此窘膝室。
吾车适已悬，吾驭久罢叱，
拂尘取一编，相对辄终日。
亡羊戒多岐，学道当致一，
信能宗阙里，百氏端可黜。
为山傥勿休，会见高崒嵂。
颓龄虽已迫，孺子有美质。

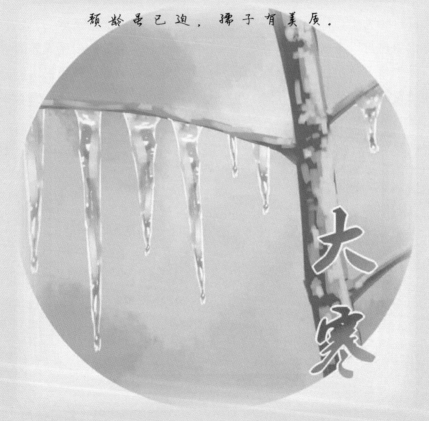

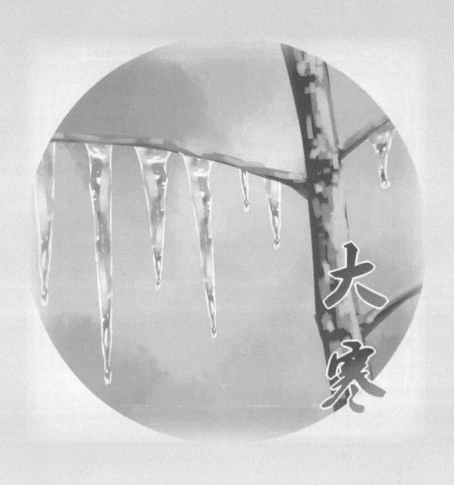

大寒

气候特点　大寒是二十四节气中的最后一个节气。大寒是二十四节气中的最后一个节气。太阳位于黄经300°。时间通常为每年1月20日或21日。数九严寒，是一年中最寒冷的时候。古代历法将大寒节气分为『三候』：一候鸡乳；二候征鸟厉疾；三候水泽腹坚。就是说到大寒节气便可以孵小鸡了；而鹰隼之类的征鸟，却正处于捕食能力极强的状态中，盘旋于空中到处寻找食物，以补充身体的能量抵御严寒；在一年的最后五天内，水域中的冰一直冻到水中央，且最结实、最厚。

大寒到来意味着天气严寒，最寒冷的时期到来。

# 腊梅次第开，老阴独盛强
## ——大寒话食疗

**饮食习俗** 大寒时节，人们开始忙着陈旧饰新，准备年货，以备春节。在大寒至立春这段时间，有很多重要的民俗和节庆，如尾牙祭、祭灶和除夕。尾牙祭源自于拜土地公做"牙"的习俗。尾牙祭有吃春饼(南方叫润饼)的习俗。这一天买卖人要设宴，白斩鸡为宴席上不可缺的一道菜。

**饮食养生** 大寒正是一个由冬到春的过渡时期，天气寒冷，万物冬藏。人体顺应外界环境的变化，各种功能的活动也均处于低潮期，此时最易受寒邪侵袭。中医认为，大寒养生在饮食上宜减咸增苦以养心气，宜热食，防止损害脾胃阳气，但燥热之物不可多吃。同时大寒节气已经接近初春，适当选择一些具有升散性质的食物，这便可为春天养生做准备。在烹饪时，还可多食用些葱、姜、蒜、辣椒等温热性质的食物进行调味。《四时调摄笺》记载"冬日肾水味咸，恐水克火，故宜养心"。大寒进补注重养肾，肾主咸味，心主苦味，咸能胜苦。由于大寒一般又适逢春节，饮食上应注意避免饥饱失调，同时也可多吃点具有健脾消滞功效的饮食。

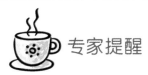 专家提醒

大寒节气是呼吸系统疾病的高发时期，特别是风寒感冒，在饮食上应适当多吃一些温热散风寒的食物以防御风寒邪气的侵扰。此节气，老年人最需预防的是心脑血管疾病、肺气肿、慢性支气管炎等慢性疾病。

## 大寒养生菜

# 柚子炖鸡

健脾消食，化痰止咳

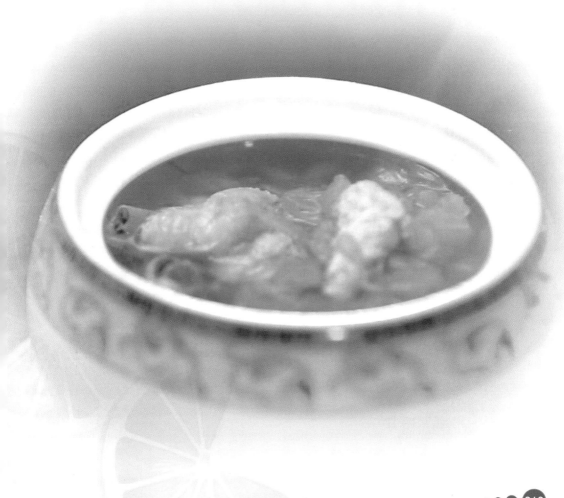

新鲜柚子1个，新鲜鸡肉500克，百合、姜片、葱白、味精、食盐、胡椒粉、白糖、料酒、花椒适量。

## 做 法

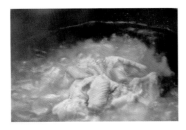

❶入锅：鸡肉洗净切块，焯去血水至变色后捞出。

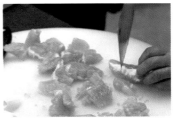

❷改刀：柚子剥皮、去筋皮、除核，果肉切成大块。

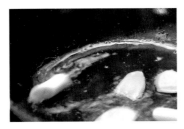

❸炝锅：锅内加少许底油，放入大块葱白、姜片炝锅。

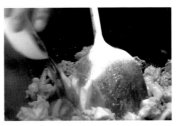

❹入锅、调味：焯好的鸡块倒入锅内，翻炒后加入料酒调味。

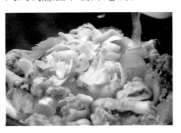

❺入锅、调味：柚子块加入锅内，再加泡好的百合，加少许食盐调味。

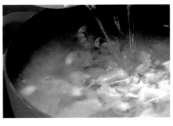

❻炖制：将食材倒入炖锅中，加水炖制3小时。

**做法视频**

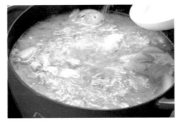

❼调味：炖好后加少许白糖、胡椒粉、味精调味。

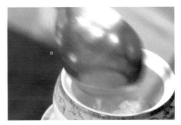

❽出锅：盛至汤碗即可。

柚子味甘酸，性凉，归肺、胃经，能生津止渴，开胃下气，止咳化痰；鸡肉味甘性温，归脾、胃经，能温中补脾，益气养血，补肾益精，配以柚子入肺，使膳方能健脾胃而理肺气，达到气顺痰除，脾健痰化的目的。本药膳适宜于肺部疾病的痰多咳嗽证，症见咳嗽痰多，气郁胸闷，脘腹胀痛，食积停滞等。

柚子清香、酸甜、凉润，具有健胃消食，化痰止咳，醒酒止渴之功。柚子药用价值很高，是人们喜食的水果之一，现代研究发现，新鲜柚子果汁中含有胰岛素样成分，能降低血糖。柚皮素具有保肝作用，能降低小鼠血清中谷丙转氨酶、谷草转氨酶的活性，显著降低四氯化碳诱导的肝中毒、肝大及肝脂肪积累。萜类化合物具有使人的中枢神经镇静、减轻应激反应、消除疲劳的作用。消化不良者，以饮汤为宜。

柚子不但香甜味美，还有非常好的保健功效。常吃柚子不但可以减肥、美肤养容、健胃消食、润肺补血、清肠通便，而且对高血压、动脉粥样硬化也有一定的辅助治疗作用。《本草纲目》记载用柚子浸酒煮烂拌蜂蜜内服，可"治痰气咳嗽"。寒冷的冬季，喝一些鸡汤可以暖身，并且有很好的滋补功效。如果在鸡汤中加一些柚子肉，可以起到健胃、下气、化痰、止咳的作用。

# 大寒养生菜

## 八珍糕

收涩止泻，安神益智

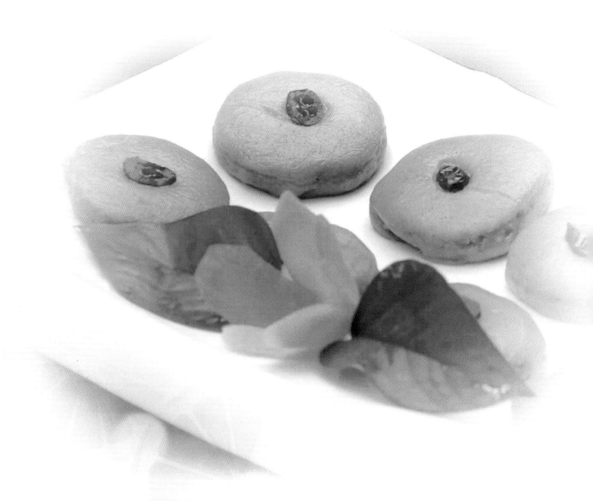

## 做 法

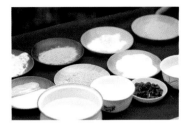

❶磨粉：将党参等各药分研为末。

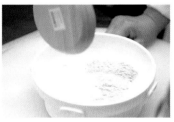

❷混合：容器中加糯米粉500克，粳米250克，党参、白术各10克，其他药粉各100克。

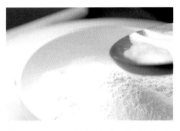

❸调味：混合粉中加入白糖和蜂蜜，改善口感。

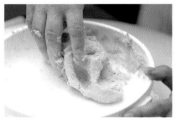

❹和面: 混合粉中加入酵母粉，用温水和面，饧40分钟。

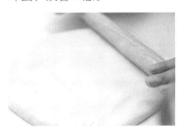

❺擀面：案板撒糯米粉，将饧好的面团擀平。

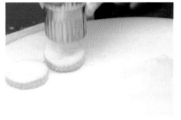

❻压型：用模具压成型。

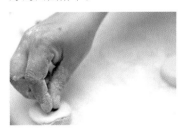

❼点缀: 中间用蔓越莓干做装饰。

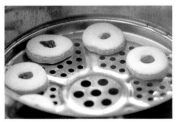

❽蒸制：入锅蒸15分钟即可。

食材原料

党参10克，白术10克，山药、芡实、茯苓、白扁豆各100克，糯米粉500克，粳米250克，白糖500克，蜂蜜200克，蔓越莓干适量。

做法视频

方中党参补气。山药为补脾养胃，益肺固肾，强身健体之佳品。芡实功善健脾固肾，渗淡除湿，与山药合用，则补中有涩，相辅相成。茯苓利水渗湿，补中安神，与芡实、山药相伍，既能杜绝生湿之源，又能祛已成之湿。再与健脾和胃的糯米、粳米做成糕，全方标本同治，补中有行，行中有止，温而不燥热，滋补而不呆滞，除湿而不伤于燥，具相得益彰之妙。本药膳适宜于病后及年老、小儿体虚脾胃虚弱，神疲体倦，饮食无味，便溏腹泻者。

## 专家点评

芡实性平，味甘、涩，归脾、肾经，具有涩精固肾，补脾止泻之功。现代研究发现，芡实种仁含大量淀粉，少量蛋白质、脂肪、碳水化合物、粗纤维、钙、磷、铁、B族维生素、维生素C及胡萝卜素等营养物质，具有抗氧化和清除自由基的作用。此外，芡实具有抗疲劳、降血糖、抑制胃肠道蠕动、抗痛风的作用。

## 趣闻轶事

乾隆皇帝是我国历史上在位时间第二长、年寿最高的皇帝。他称得上是一位深谙养生之道，善于食疗的美食家。乾隆皇帝寿至耄耋之年，与长期食用一道药膳有着非常重要的关系。据《用药底簿》记载，乾隆皇帝从50多岁起，日常饮食就没离开过这道药膳。除了乾隆皇帝，慈禧太后也喜欢这道药膳。一天，慈禧太后因食用油腻肥甘病倒宫中，她不思饮食、脘腹胀满、恶心呕吐。众太医为太后会诊后，开了这道药食同源的药膳，吃了几天后，太后的病状竟完全消失了，食量大增，周身也有力了。此后，这道药膳竟成了慈禧最喜爱的食品。不管有病无病，总让御膳房做给她食用。其实，乾隆皇帝和慈禧钟爱的这道药膳就是历史上有名的宫廷药膳——八珍糕。八珍糕，因食材中加入八种不同药食同源的材料而得名。